預防・診斷・治療全書

藥物・手術・照護寶典

逆癌

病患

家屬

醫療人員

共創醫病共享
精準治癌對策

泌尿腫瘤最新指南

泌尿腫瘤權威醫師

林口長庚紀念醫院教授 **馮思中**

高雄榮民總醫院教授 **余家政**

高雄義大醫院教授 **林嘉祥**

——著

目錄
contents

推薦序 7
作者序 28

特別企劃

防癌抗癌大趨勢—從基因檢測到精準醫療，幫你與癌共存
人類抗癌新觀念，從解密基因到精準治癌 46
癌症已經成為全球疾病死亡主因 54
罹患癌症的五大迷思 57
與癌共存，每天都是最好的一天 62

醫病共享決策新觀念—做自己身體的主人，選擇最好的抗癌療法
你知道什麼是醫病共享決策嗎？ 66
醫病共享決策是病人心理的安定力量 76
從治療到善終，共享決策成為癌友的力量 82

泌尿系統癌症面面觀

腎細胞癌──死亡率逐年攀升勿輕忽 90
腎細胞癌是成人最常見的腎臟癌 92
腎臟癌的治療以手術為主流 100

泌尿上皮癌──範圍廣泛且易復發 124
腎盂癌與輸尿管癌 127
膀胱癌：好發於五十至七十歲的民眾 149

後腹腔腫瘤──腹部脹痛、食慾不振請提高警覺 162
後腹腔惡性肉瘤 163
腎上腺皮質癌 168
嗜鉻細胞瘤 170

目 錄
contents

男性生殖系統癌症全解析

攝護腺癌——初期無感的無聲殺手 178
攝護腺癌死亡率逐年提升 178
早期攝護腺癌患者的治療 204
醫病共享決策：手術治療成功定義的三個完美 219
晚期攝護腺癌的多元治療 226
可以透過預防保健降低攝護腺癌風險嗎？ 242
睪丸癌與陰莖癌——早期就醫治癒率高 250
睪丸癌：定期自摸檢查保健康 251
陰莖癌：早期就醫治癒率高 263

推薦序

癌症為近40年來國人十大死因之首，若能早期發現、及早給予適當的醫療協助，對於病人的預後及生活品質皆能大幅改善，也因此，癌症的預防與篩檢一直是政府及社會大眾極重視的議題。

全民健康保險的設立旨在透過強制保險的設計，累積眾人所繳的保費，當疾病、傷害、生育事故發生時，能得到適當的醫療服務，避免因病而貧，而近年來，因醫療科技的快速進展，新藥推陳出新但也要價不斐，爰健保署致力於將新興醫療技術、藥品或特殊材料納入給付，並藉由醫療科技評估使健保資源有效運用，盡可能符合民眾的醫療需求，減少病人經濟負擔，增加就醫的可近性。而在疾病預防治療的過程中，正確的資訊與知識是促進全民健康的基石，醫病溝通亦為醫療過程中相當重要的一環，期望民眾在充足的資訊下，藉由醫病共享決策，接受最適切的醫療照護。

前列腺（攝護腺）癌排名我國癌症死亡率第五名，本書不僅深入淺出地講解泌尿腫瘤的基礎知識，更結合當前的臨床研究與治療策略，真正做到了理論與實務的結合。而值得一提的是，這本書不僅對專業人員有所幫助，也能幫助非醫學背景的讀者輕鬆閱讀並瞭解其內容，更清楚認識泌尿系統腫瘤及其目前的最新治療進展，以及未來研究方向，協助民眾於面臨疾病時，能做出更具理論或實證基礎的決策。

此外，我也要特別感謝作者馮思中醫師、余家政醫師、林嘉祥醫師及其率領團隊的貢獻，整理如此龐大而深入的資料內容，不僅需要深厚的學識，更需要無比的熱情和毅力。

誠摯地推薦這本書給所有關心公共衛生、癌症研究和醫療政策的人士。我深信，藉由本書的出版，可協助讀者認識泌尿道腫瘤，並提醒更多人重視泌尿腫瘤這一公共衛生挑戰，做出更多、更好的貢獻。

衛生福利部中央健康保險署署長——石崇良

推薦序

三位傑出的泌尿學科專家以豐富的臨床經驗、深厚的學術根基、充滿熱忱的人文關懷推出了這本兼顧學術、科普、衛教的著作，個人拜讀之後內心充滿了讚佩及感動。泌尿腫瘤作為現今重要的公共衛生課題，長久以來備受醫學界及國人的重視。研讀《逆癌：泌尿腫瘤最新指南》除了感受到作者馮思中醫師、余家政醫師、林嘉祥醫師的深厚學識與社會關懷，更看到了對抗疾病、改善民眾健康與生活品質的用心與智慧。

《逆癌：泌尿腫瘤最新指南》不僅是一本學術書籍，更是寫給民眾衛教的保健指南，它將泌尿腫瘤的專業知識以淺顯易懂的方式呈現，從基因突變及細胞癌化的病因縱深談起；一直到疾病預防、檢查到治療，每一步都為讀者提供實用的建議。不僅可以協助民眾更加了解自己的身體，並採取必要的預防與治療措施。

個人特別欣賞的是本書不僅止於醫學知識的傳遞，更強調了自主健康管理的理念。在當前的衛教觀念，我們鼓勵每一位國民都能成為自己健康的主宰，透過正確的知識和保健來降低疾病的發生機率。而《逆癌：泌尿腫瘤最新指南》恰恰提供了這樣的概念，使讀者能夠對泌尿腫瘤有更全面的認識，這是一本充滿智慧及溫度的書，感恩推薦。

這本書所展現的學術嚴謹性和資訊的精準度，讓我深感安心，也使我毫不猶豫地推薦給每一位關心自己健康的人。我要特別向馮思中醫師、余家政醫師、林嘉祥醫師表達最深的謝意。透過你們的辛勤努力，我們能夠持續推進國民健康的大業，並期待未來我們的健康環境能更加進步。

國家衛生研究院院長——司徒惠康

推薦序

當《逆癌：泌尿腫瘤最新指南》這本新書呈現在眼前，我瞬間明瞭它對於病患、家屬及醫療專業人員的重大價值。

《逆癌：泌尿腫瘤最新指南》透過詳細的彩色圖解，生動地揭示病症與手術流程，讓原本抽象難解的醫學知識變得直觀易懂。特別是那些病理影像圖，可以幫助讀者深入理解腫瘤細胞的發展，也對於病理診斷報告有了更完整的認識。這種深度和廣度的介紹，對於病患、家屬與醫療人員提供了不可或缺的幫助。

癌症治療的進步不僅是在技術層面，更在於患者參與與醫病共享的決策。在書中，除了深入探討手術與藥物治療的各種選項，更重要的是它強調免疫標靶聯合療法的突破性作用，以及如何在醫病共享決策的過程中，平衡各項考量因子，作出最佳的治療選擇。

對於早期預防與早期治療的重要性，作者馮思中醫師、余家政醫師、林嘉祥醫師更是毫不吝嗇地分享臨床案例。正如我們常說，預防勝於治療。當病患能夠掌握癌症的前期警訊，並採取適當的預防措施，必將大大提高治療的成功率，並降低其致死率。

在此，衷心推薦這本書給所有關心泌尿腫瘤的病患、家屬及醫療專業人員，希望通過這本書，大家都能夠更深入地了解癌症，並採取適當的預防與治療措施，確保每位病患都能得到最好的治療成效。

長庚醫院決策委員會主委・國策顧問——程文俊

推薦序

當我知道本院外科部主任林嘉祥教授與林口長庚馮思中理事長、高雄榮總余家政教授三位在泌尿醫學領域知名的三位醫師合著這本《逆癌：泌尿腫瘤最新指南》的消息時，心中滿是佩服。

因為同為醫療人員，更能體會要在忙碌的臨床研究與繁重的管理工作中，撥出時間著作泌尿腫瘤書籍，實在很不容易。唯一的目的就是盼能致力於泌尿生殖系統癌症領域的教育，三位教授努力不懈的催生這本不僅對醫護同好，並且也對於陷於疾病恐慌的病患與家屬，提供一個深入淺出的專題書籍，真的非常了不起。

身為一名醫學中心的領航者與管理者，個人深知在這個領域所需的專業知識與奉獻精神，三位教授長久以來專注於泌尿疾病的解決之道，以及對於患者的關注，對於提高醫療水平與拯救生命均起了無法估量的示範作用。

個人經常見證醫學領域內的各種進展，深知醫學知識的不斷更新對於醫療品質提升的重要性。「泌尿腫瘤」此領域的研究，對於病患的生命品質和生存期都有深遠的影響。當我翻開《逆癌：泌尿腫瘤最新指南》這本關於泌尿腫瘤的新書時，不僅感到喜悅，更懷抱著極大的期望。

本書作者馮思中教授、余家政教授、林嘉祥教授深入剖析病理，清晰的邏輯結構，以及對於臨床實務的真摯關懷，都使得這本書在眾多的醫學著作中脫穎而出。尤其值得稱讚的是，它不僅涵蓋了泌尿腫瘤的基礎知識與最新研究，更將理論與臨床經驗相結合，為醫療人員提供寶貴的參考資料。

從這本書的字裡行間，個人感受到三位作者不懈的努力以及對於知識與經驗分享的承諾。泌尿生殖系統癌症是一個複雜且困難的領域，對每一個患者和家庭來說都是充滿了壓力與挑戰。個人相信這本書的誕生將為正在承受相關疾病所苦的患者及家人提供無價的幫助。

《逆癌：泌尿腫瘤最新指南》書中有許多疾病治療策略與衛教觀念的分享，甚至提供臨床醫師面臨決策的心路歷程，這些訊息不僅提供了最新的治療訊息，也在「醫者父母心」的情懷中，強調患者與親屬參與決策的重要性，這絕對是現代醫療中一個成功的治療過程至關重要的要素。

個人是一位每天以尖端醫療幫助患者的骨科醫生，深刻明白知識與經驗是臨床醫師的利劍，讓醫師得以幫助病患戰勝疾病，進而拯救生命，而視病猶親絕對是其中最重要的觸媒。相信這本書不僅對專業醫療人員有價值，對於正在面臨癌症挑戰的患者與家庭同樣重要。它是一份可信賴的指南，為病患與家屬提供必要的信息，幫助做出明智的抉擇。

醫療是一門需要終身學習的專業，醫師與醫療團隊除了對待每位病患都需要充滿熱情和同理心之外，對於專業知識的掌握也需要不斷的學習與更新。正因為如此，《逆癌：泌尿腫瘤最新指南》將為醫療人員提供強大的後盾，讓他們在與病魔的鬥爭中，擁有更堅實的武器。

此外，個人深刻體會到醫療人員與病患之間建立信賴關係是極為重要，透過本書的知識分享，不僅能夠提升醫療品質，更能讓病患對於醫師的醫療服務抱持更高的信心。

個人在此向馮思中教授、余家政教授、林嘉祥教授表達最高的敬意，三位醫師的辛勤工作以及對於專業的投入，將對醫療進步帶來鉅大的貢獻。三位作者的無私貢獻將永遠在醫學界和患者之間留下深刻且重要的痕跡，希望《逆癌：泌尿腫瘤最新指南》這本書能夠為更多人帶來知識、希望與健康，成為醫學界的經典之作，繼續照亮醫療人員前行的道路。

最後，個人要鼓勵每一位讀者，不論您是否受到這些癌症的影響，都應該考慮購買及閱讀這本書。知識無價，它可能在某一天為您或您身邊的人提供亮光及幫助。特別對於那些正在經歷癌症旅程的人，這本書將成為您的盟友與指南。對於醫療專業人員，它將提供寶貴的資源，以不斷提高您的醫療實踐。

義大醫療決策委員會主任委員・義大醫院院長——杜元坤

推薦序

我時常閱讀各類醫學書籍，當這本看到了這本泌尿腫瘤的新書《逆癌：泌尿腫瘤最新指南》，我不得不為書中內容的深度和創新視角所感動。隨著醫學的不斷進步，我們從「治病」的模式，逐漸轉型為「預防」與「精準治療」。而這本書恰恰將這一新的轉變呈現得淋漓盡致。

過去的醫療療程，我們常常會問：「何謂最佳的治療方式？」但隨著個人化醫療觀念的崛起，我們更應該去追求：「什麼是最適合這位病人的治療方式？」這本書透過生動的臨床實例，鉅細靡遺地為讀者揭示了這一醫學哲學的實踐，特別是在泌尿腫瘤與男性生殖系統腫瘤的治療領域。

基因檢測、精準醫療、個人化治療，這些當今醫學界最炙手可熱的議題，在本書中都有著深入的探討。書中的內容不僅提供了醫學專業的知識和技術，更重要的是，作者以生動易讀的文字，將這些複雜的議題呈現給廣大的讀者，不論讀者是否有醫學背景，都能夠獲得書中寶貴的醫學知識和醫療建議。

癌症仍是當今社會的一大健康挑戰，其預防與治療的重要性不言而喻。這本書不僅幫助我們了解癌症的病理、發展過程和治療策略，更教導我們如何有效地進行自我檢查和預防。透過書中的文圖介紹，可以為自己和家人創建一個更加健康的未來。

個人非常感佩這本書的作者馮思中醫師、余家政醫師、林嘉祥醫師，在他們非常繁忙工作之餘，撰寫這本書，將自己的專業知識和經驗慷慨分享給所有讀者和醫療人員，為我們帶來了這本既學術又實用的佳作。我誠摯地推薦給每一位關心自己和他人健康的讀者。

林口長庚醫院總院長——陳建宗

推薦序

生命科學之美，在於它始終都是個探索的旅程，每一次的新發現都為我們打開了另一扇認識人類體魄與健康之門。

癌症，一字之下，背負的不只是病痛，更多的是恐懼與不確定。然而，當我們真正理解它，了解其成因，並明白所有的治療選項時，這份恐懼將會減少，取而代之的，是希望與決心。《逆癌：泌尿腫瘤最新指南》正是這樣的一本指南，不僅帶領讀者認識癌症，更指引著病患走向更正確、更精準的治療之路。

馮思中醫師、佘家政醫師、林嘉祥醫師以其深厚的醫學背景，將泌尿腫瘤和男性生殖腫瘤的專業知識轉化為一本易讀、易懂的書籍。彩色的圖文配合，使得每一位讀者都能夠快速掌握其要旨，從中得到他們所需的知識和支援。

最後，我要感謝馮思中醫師、余家政醫師、林嘉祥醫師為這片領域所做的努力和貢獻。透過書中多元豐富的內容，讓更多的人能夠「知癌、懂癌、抗癌」，為生命找到更多的可能性。

高雄榮民總醫院院長・
財團法人防癌教育基金會董事・
台灣耳鼻喉頭頸外科醫學會第十一屆理事長・
台灣顱底外科醫學會第十屆理事長——林曜祥

推薦序

身為一名長期從事泌尿科領域的醫師，面對病患時總是深感泌尿腫瘤學的深感與重要性。從臨床診治到研究，每一步都需要我們不斷的學習與累積最新的醫學知識。今天，我有幸為這本涵蓋泌尿腫瘤全領域的新書《逆癌：泌尿腫瘤最新指南》寫推薦序，對此感到十分榮幸。

首先，這本書的結構嚴謹、邏輯清晰，無論是初入門的醫學生、還是有多年臨床經驗的專家，都能在其中找到屬於自己需要的學習資源。其次，作者針對每一個泌尿腫瘤的類型，都給予深入而詳盡的介紹，從基因、分子機制到臨床診斷、治療，都逐一涵蓋，真正做到了全面且深入的探討。

這本書不僅僅是單一的醫學知識匯總，更融入了作者馮思中醫師、余家政醫師、林嘉祥醫師多年的臨床經驗和見解，對於病患、醫療人員有著極大的幫助。在現今的醫學領域，隨著科技和研究的快速發展，我們必須不斷更新自己的知識體系，而本書正好為我們提供了這樣的知識與資訊，幫助我們為病患提供更優質的醫療服務。

最後，我想對馮思中醫師、余家政醫師、林嘉祥醫師表達最深的敬意。編撰如此全面且實用的專業書籍，實屬不易。我相信本書將會成為泌尿科領域的經典之作，指引著後來者的學習之路。對於有志於從事泌尿腫瘤研究和臨床工作的同仁，這本書是一本不可多得的寶典。

高雄榮民總醫院前院長・教育部部定教授・
德國漢堡大學醫學博士・
台灣泌尿醫學會第16屆理事長——黃榮慶

推薦序

（依姓氏筆畫排序）

醫學科技日新月異，癌症治療尤為民眾所關注。《逆癌：泌尿腫瘤最新指南》這是本具前瞻性闡述精準醫療與醫病溝通的專書，值得關注醫療發展、重視保健的朋友們，進一步地瞭解與閱讀。

本書不僅對泌尿腫瘤的預防、診斷、治療提供全方位視角的解讀；也針對藥物、手術與照護的新進展進行方方面面的詳盡探討。尤其，在當前醫療環境中，「醫病共享決策」是一大趨勢，患者不再是被動的接受者，而是醫療過程中的合作夥伴。《逆癌：泌尿腫瘤最新指南》亦強調此點，有助患者與醫師建立更緊密的連結，以達最佳治療效果。

泌尿腫瘤的治療不僅要求醫學專業知識，更需要醫師具有同理心。新的治療手法、藥物雖然重要，但如何與患者溝通、如何理解患者的需求和恐懼，這些都是不可或缺的。本書正好結合了這兩方面，使其既有科學的深度，又不失醫師的關懷溫度。

感謝作者馮思中醫師、余家政醫師、林嘉祥醫師，《逆癌》的出版是集三位權威之功力大成與經驗傳承。書中的個案與資訊分享，我相信能讓醫學界和社會大眾獲得更多的啟示，共同為提升國人的健康品質而努力。

最後，希望這本書能夠在國內醫療領域掀起一股新的思考風潮，讓我們的醫療更加進步、人性化！

監察院副院長——李鴻鈞

推薦序（依姓氏筆畫排序）

我每天都在做決策、評估風險與探索商業的新趨勢。然而，在這些冷冰冰的數字與策略背後，我最關心的是家人、員工、合作夥伴的健康。當面對健康的挑戰，這些關懷變得更為珍貴。

翻閱馮思中醫師、余家政醫師、及林嘉祥醫師三位權威教授所合著的新書《逆癌：泌尿腫瘤最新指南》，我深深感受到他們專業的態度、熱誠的關懷，以及對於泌尿腫瘤與男性生殖腫瘤議題的全新探索。他們不僅提供科學的資訊，更為我們解開了心中的恐懼與疑惑。

身為企業經營者，我明白創新的重要性。只有透過創新，我們才能突破框架、改變現狀、並為社會帶來正面的影響。這本書正是醫學領域中的一次創新，它挑戰了傳統的思維，並以人為本的角度，為我們呈現了一個更人性、更有希望的癌症防治觀點。

隨著科技的進步和醫療的發展，我們的生活品質得到了前所未有的提升。癌症，這個曾經被認為是絕症的疾病，如今已不再是不治之症。這本書所帶來的訊息，就是告訴我們，只要有正確的知識、正確的態度，我們都能勇敢地面對這一挑戰。

最後，我想對馮思中、余家政及林嘉祥三位教授表示最深的敬意。您們的貢獻，不僅僅是一本書，更是一個充滿希望的未來。我衷心推薦這本書給所有關心自己和家人健康的人，相信它將成為你們人生中的一個重要指引。

台灣塑膠公司董事長・工業技術研究院院士——林健男

作者序

馮思中 醫師

—現任職務—

- 教育部部定教授
- 臺灣泌尿科醫學會理事長
- 林口長庚國際醫療中心推動委員會主席
- 林口長庚醫院教授級主治醫師
- 臺灣免疫暨腫瘤學會理事

—經歷—

- 林口長庚醫院副院長
- 臺灣泌尿腫瘤醫學會理事長
- 林口長庚醫院泌尿腫瘤科主任
- 林口長庚醫院開刀房主任

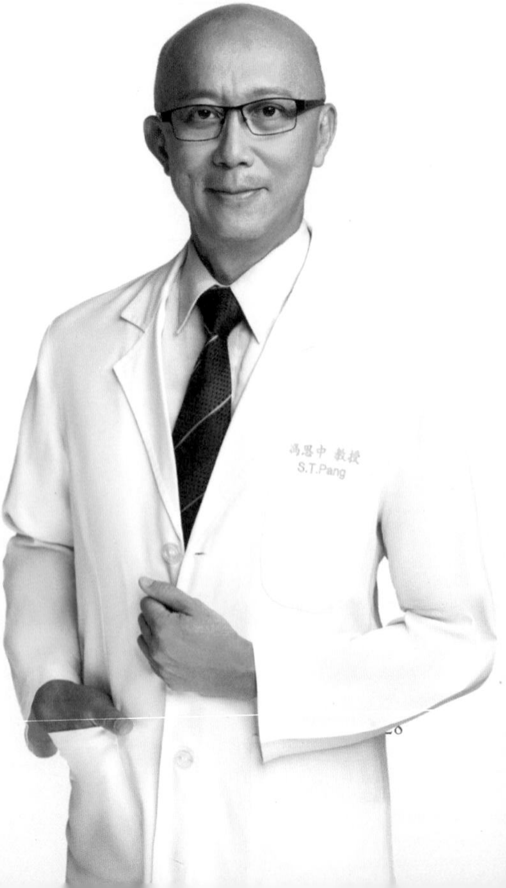

更多馮思中醫師簡介
請見以上 Qrcode

・林口長庚醫院研究部主任
・瑞典卡洛琳斯卡醫學院醫學博士

—專長與主治項目—

・泌尿微創手術
・泌尿內視鏡手術
・達文西機械手臂手術
・攝護腺海扶刀消融手術
・泌尿系統腫瘤治療
・癌症精準治療
・攝護腺良性肥大

—榮譽與獎項—

・2003 年基因體學、蛋白質體學、幹細胞與生物技術國際研討會「最佳海報」
・2008 年第九屆亞洲泌尿外科大會「最佳海報」

・2018 年臺灣泌尿腫瘤學會「傑出貢獻獎」
・2018 美國癌症研究協會（AACR）「團隊科學獎」
・2018 年臺灣泌尿科醫學會 (TUA)「傑出論文獎」
・2019 臺灣化學感測器協會「傑出論文獎」
・2021 臺灣泌尿科醫學會「最佳學術報告獎和最佳口頭報告獎」
・2021 年國家生物技術與醫學工業研究所（IBMI）「第十八屆國家創新獎暨臨床創新獎」
・2023 臺灣中山醫學大學傑出校友

在醫學的道路上，每一步都是對未知的探索；每一次的前進，都與無數病患的信賴與支持分不開。從入門醫學的那一刻開始，我就認為，除了專業知識外，醫師更應該具備醫者情懷和對患者的真摯關心。《逆癌：泌尿腫瘤最新指南》是我這麼多年來，醫學實踐與人生經歷的縮影。

這本書的創作初心旨在全面闡述泌尿系統及癌症治療的最新進展。鑑於治療方法的快速演進，邀集余家政醫師、林嘉祥醫師兩位泌尿腫瘤領域的專家聯手撰寫此書。集結了頂尖專家的深厚知識與豐富臨床經驗，不僅體現了學術合作的精神，也提供更客觀、更全面對抗泌尿腫瘤的治療策略。透過書中內容，讓病患瞭解當前的精準治癌趨勢，在醫病共享決策下，協助病患發掘最適合個人狀況的療程，為自己的健康之旅提供完整的治療指引。

很榮幸能在長庚醫院開始我的醫學生涯，這裡不僅提供我完善的醫學知識與技能訓練，更教導了我如何做一位具有人文關懷的醫師。由實習醫師到副院長，這一路上的點點滴滴，都是我成長的養分。

這本書希望能傳達「醫病共享決策」的觀念。當我們把病患當作真正的夥伴，共同面對疾病，共同參與治療決策，我們不僅僅是治癒身體上的疾病，更是為病患的心靈帶來支持和希望。同時，也為讀者提供了最新的泌尿腫瘤的治療方法，從新藥到新療法，再到新的照護模式，希望能為患者和醫療工作者提供更多的選擇和知識。

這本書的完成，必須深深感謝我的父母、摯愛的妻子與孩子們無私的支持與鼓勵。對於每一位病患，謝謝您們教會了我行醫的真諦，您們的經歷成就了這本書的靈魂。

最後，希望這本書能夠對所有的讀者有所幫助，不論你是病患還是醫療工作者，都能從中找到一絲的啟示和力量，一起面對生命中的種種挑戰。

林口長庚紀念醫院教授——馮思中

作者序

余家政 醫師

—現任職務—

- 高雄榮民總醫院外科部部長
- 教育部部定教授
- 高雄市榮贊泌尿照護協會理事長
- 臺灣泌尿科醫學會教育研究委員會主任委員、泌尿腫瘤委員會委員、機械手臂暨腹腔鏡手術委員會委員、腎臟移植委員會顧問
- 臺灣外科醫學會常務監事
- 臺灣移植醫學會理事
- 臺灣新創醫療學會常務理事
- 高雄市源遠醫事協會常務理事
- 高雄市醫師公會會員代表

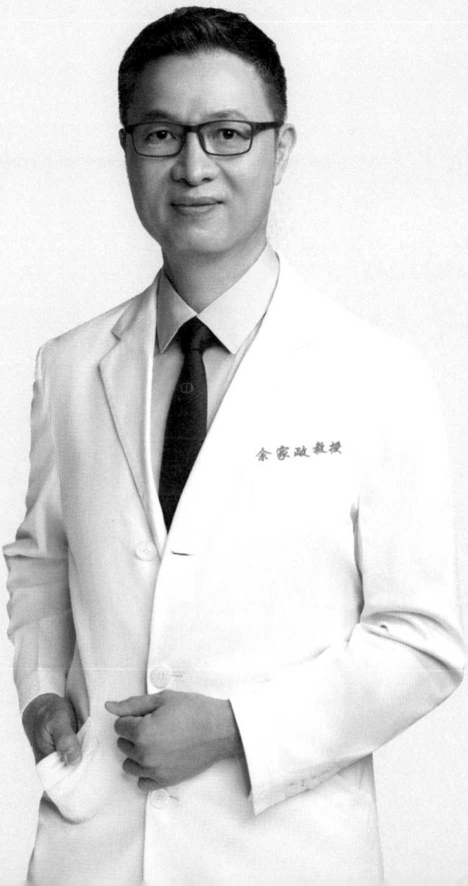

更多余家政醫師簡介
請見以上 Qrcode

—經歷—

- 臺灣泌尿科醫學會副理事長、理事、監事
- 高雄榮民總醫院泌尿外科主任、移植外科主任

—專長與主治項目—

- 微創泌尿手術（達文西機械手臂手術、雷射、冷凍治療、海福刀）
- 泌尿腫瘤手術（攝護腺癌、泌尿上皮癌、腎臟癌）
- 腎臟移植
- 婦女泌尿手術（尿失禁……）

—榮譽與獎項—

- 國防醫學院畢業成績優異，獲頒行政院國防部「二等績學獎章」
- 數度獲頒泌尿科醫學會論文獎及國科會獎勵
- 高雄榮民總醫院 94、96、108、111 年「病歷寫作優良獎」
- 高雄榮民總醫院 85、92、102、111 年「臨床教學績優獎」

· 高雄榮民總醫院 103 年「優秀論文獎」
· 行政院退除役官兵輔導委員會 96、102 年「優良醫師獎」
· 商業周刊 2009 臺灣「百大良醫」
· 國防醫學院 101 年度「南區校友會傑出校友獎」
· 獲頒高雄市醫師公會「行醫滿 30 年」獎狀
· 榮獲 110 年高雄市醫師公會「高杏獎」

自國防醫學院畢業，隨即進入台北榮民總醫院外科部接受訓練，當時泌尿外科濃厚的學術氛圍與扎實的臨床訓練，深深吸引我，通過考試甄選，得以進入泌尿外科接受專科訓練。期間師承張心湜校長、陳明村院長、陳光國副院長等諸位傑出老師們的嚴格訓練，奠定了良好基礎。因為是高雄屏東子弟，適逢台北榮民總醫院高榮分院的開幕，響應鄭德齡院長號召，就跟隨前高雄榮民總醫院黃榮慶院長（當時任職泌尿外科主任），返鄉打拼服務。鄭德齡院長要求同仁「視病猶親」，黃榮慶院長以「天道酬勤」勉勵我們後輩，是我一路走來的座右銘。

鄭德齡院長常勉勵同仁：「我們醫院的榮枯，你我都有責任，要秉持為我們高雄榮總寫歷史之精神來努力。」在當年，我曾過著一年365天全年無休的總醫師值班日子！現在看來，真是不可思議。正因這樣的拼搏精神，在老師們的帶領下，見證泌尿外科手術技術的不斷演進，從傳統剖腹手術、內視鏡手術……到如今達文西機器手臂的微創手術；從傳統放射線治療、化學治療、賀爾蒙治療到影像導引／劑量調控放射線治療、標靶治療、免疫治療、基因治療的精準醫療；永遠驅動我持續努力精進，無論是手術技術或醫療新知，戰戰兢兢地學習不懈，心心念念每一位病人，解決他們的病痛。

當上泌尿外科主治醫師後，曾在馬祖北竿戰地醫院服務過，一年的離島醫療經驗，深感當地醫療照護、資源取得的不便；擔任泌尿外科主任期間，帶領高雄榮總泌尿外科團隊，一診看一百多位病患到三更半夜更是家常便飯，總希望在每次的門診，能將所學與多年經驗傳達給病人，幫助他們了解病情並解決病痛，但短暫的門診時間，實在無法做足，想藉著文字娓娓道來，由淺入深，有足夠的時間細細咀嚼，做出適當的醫療決策，這就是出版本書的立意。

感謝思中教授的發起及邀請，與嘉祥教授的有志一同，藉由書籍文字，傳遞較完整的醫學知識與就醫方向，不僅針對一般病患、也能提供給醫療同好良方。讀者擁有這本書，必能增加泌尿系統癌症的醫療知識；若是在罹病告知的當下，就如同擁有一部葵花寶典般，能有不驚不怖的依歸，服上一顆定心丸（癌殺續命丹）的功效。

最後，此書出版，要感謝父母的辛苦栽培；更感謝妻女們長久以來的支持，她們總能在期盼已久的家庭旅行期間，體諒我必須為病人而缺席或提早返回，此次寫書期間亦是如此……

高雄榮民總醫院教授——余家政

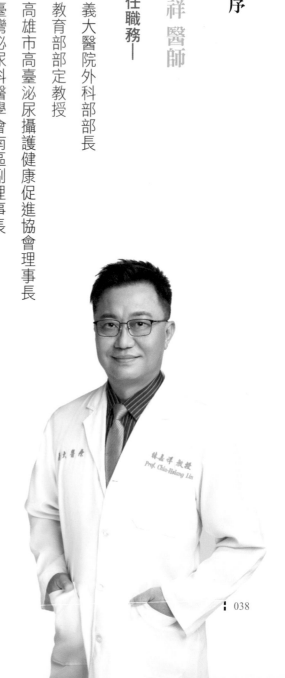

作者序

林嘉祥 醫師

—現任職務—

- 義大醫院外科部部長
- 教育部部定教授
- 高雄市高臺泌尿攝護健康促進協會理事長
- 臺灣泌尿科醫學會南區副理事長
- 臺灣泌尿科醫學會機器手臂暨腹腔鏡手術委員會顧問
- 臺灣泌尿科醫學會健保暨自費委員會顧問
- 臺灣泌尿科醫學會泌尿結石委員會顧問
- 臺灣泌尿科醫學會學會雜誌委員會編輯委員

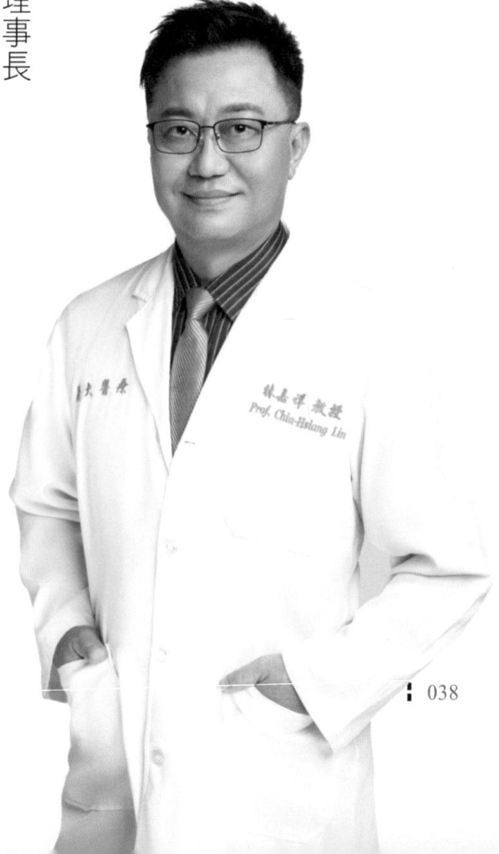

更多林嘉祥醫師簡介
請見以上 Qrcode

經歷

- 陽明大學醫學院醫學系醫學士
- 義守大學生物技術與化學工程研究所博士
- 中山大學管理學院高階經營管理碩士學程碩士
- 台中榮民總醫院住院醫師、總醫師、主治醫師
- 奇美醫學中心主治醫師
- 美國克里夫蘭醫院 Glickman 泌尿機構及微創手術中心研究員
- 美國佛羅里達醫院全球機械手臂中心研究員
- 義大醫院泌尿科主任、外科部副部長
- 臺灣泌尿科醫學會常務理事
- 臺灣泌尿科醫學會機器手臂暨腹腔鏡手術委員會主委
- 臺灣泌尿科醫學會健保暨自費委員會主委
- 臺灣內視鏡外科醫學會指導醫師
- 臺灣疝氣醫學會理事

—專長與主治項目—

・攝護腺癌與泌尿腫瘤
・微創疝氣手術
・達文西及腹腔鏡泌尿腫瘤切除與重建手術
・內視鏡攝護腺雷射手術

—榮譽與獎項—

・2023 臺灣泌尿科醫學會雜誌 Urological Science 論文團體獎「團體組」第二名
・2021 SNQ 國家品質標章醫院特色醫療組評鑑認證（從 A 到 A+，第四代 Xi 系統之新境界～腹膜外達文西機械手臂攝護腺癌根除術）
・LUTS: LOWER URINARY TRACT SYMPTOMS（Top Reviewer Award 2018）
・2015 年義大醫院學術海報日競賽基礎組第二名

- 2014年（當年度）義大醫院最佳論文遴選「最佳論文排名獎」第三名
- 2015臺灣泌尿科醫學會年度論文審稿委員獎第一名
- 2014 SNQ國家品質標章－醫療院所類／醫院特色醫療組評鑑認證（高性價比之改良式前腹腔鏡前列腺根除術－邁向三冠王）
- Marquis Who's Who 2012 & 2013
- 2011臺灣泌尿科醫學會雜誌論文競賽會員組第一名
- 商業週刊百大良醫
- 2000臺灣泌尿科醫學會雜誌論文競賽會員組第一名
- 1998臺灣泌尿科醫學會雜誌論文競賽住院醫師組第一名
- 1998臺灣泌尿科醫學會泌尿科專科考試筆試第一名

在行醫三十餘年載，回顧治療病人的過程中，除了不斷地精進，提供最新有效的治療方式外，深深覺得協助患者及家屬面對疾病時，建立正面及正確的心態相當重要。不管患者及家屬是否有接受過高等教育，一旦自己或家人面對重大疾病時，在缺乏疾病知識的極大壓力、恐慌等衝擊下，總是無法冷靜地面對接下來的狀況與挑戰。台灣知名醫師的門診通常門庭若市、比肩接踵，以至於與主治醫師互動的時間不足，不只沒辦法解決上述的疑惑，遑論對於患者的恐慌給予心理支持。這些年一直希望能將多年來聆聽患者的臨床經驗，整理成有系統的文字與圖片，提供最適當的治療的方法來幫助患者，這就是我寫下《逆癌》這本書的初衷。

有一天，我的好友思中教授邀請我和家政教授，共同撰寫一本有關泌尿腫瘤癌症治療的書籍。由於目前市面上缺乏由泌尿腫瘤專家所寫的類似書籍，因此我們懷著極大的喜悅和強烈的使命感，共同合著這本泌尿系統癌症最佳治療方法的專書。我們三人因為對泌尿腫瘤學的熱愛，和對促進泌尿系統癌症（包括前列腺癌、腎癌、膀胱癌和睪丸癌）的理解與治療的承諾而團結一致。

作為台灣知名的泌尿腫瘤教授，我們每個人都擁有自己獨特的專業知識和數十年的臨床經驗，並且深刻體認到這些疾病可能對個人及其家庭產生的深遠影響。如何挑戰並且戰勝泌尿系統癌症，需要採取多面向的方法，除了提供最先進的醫學知識、尖端技術之外，對於患者與家屬的同理心也相當重要，若能有一部對於這些疾病作深入淺出的介紹，使患者與家屬對於癌症敵人有正確的了解與態度，就可以收到事半功倍的效果。

本書不僅僅是對泌尿系統癌症現有尖端醫療知識與技術的擴充，另一個與眾不同之處，在於我們三位共同作者將數十年的臨床經驗帶入了這本書中。我們親眼見證及參與近年來治療方式的演變，和手術技術的顯著進步。特別是在機器手臂輔助手術領域、微創手術、標靶治療及免疫治療等等，簡直一日千里。我們的目標是幫助有需要及有興趣的人，一起揭開圍繞泌尿系統癌症的複雜決策過程的神秘面紗。我們以實證醫學作為指南，深入了解最有效和創新的診斷、治療和術後照護方法。我們一同將集體知識提煉成一種資源，不論醫師、專業醫護、病患或任何對這個領域有興趣的人，都可以依靠這本書做出明智的選擇。

本書不僅涉及臨床專業知識，也深入探討目前醫界最重視的共同分享決策（Shared decision making, SDM）。專業醫護人員和患者共同討論與配合治療過程，是現代醫療中非常重要的環節。本書提供諸多醫病之間開放的探討、誠懇溝通的案例，協助讀者與病患做出最佳選擇，並發揮最理想的關鍵作用。我個人相當強調每一項選擇的優點及缺點，常常許多時候「沒有最好、但是可以有最適合的治療選擇」，這是充滿哲理的思考啊！

此外，我們也解決泌尿道癌症的心理和情緒方面的問題。癌症的診斷可能是一個改變生活的事件，當患者及其家人在這個充滿挑戰的領域中航行時，必須了解他們的情感和態度維度。我們希望這本書能提供指引，幫助您在這段艱難時期培養韌性、希望和正向心態。

最後，我相信這本書見證了我們對患者福祉的努力，以及我們對持續發展泌尿腫瘤學領域所奉獻的承諾。也希望成為醫療專業人員和患者的寶貴資源，幫助他們面對泌尿系統癌症時有更豐富同理心、愛心和信心。期待我們一起在治療泌尿系統癌症錯綜複雜的旅程上，為所有受這些疾病影響的人，尋求最佳結果和更光明的明天。

高雄義大醫院教授——林嘉祥

特別企劃

防癌抗癌大趨勢

從基因檢測到精準醫療，幫你與癌共存

人類抗癌新觀念，從解密基因到精準治癌

癌症是人類歷史上數千年來已知的疾病，人類鍥而不捨的探索個人原因以及外在環境因素，也在治療方式上有著千古追尋，幾乎每個世代都能找出與癌症相關的研究里程碑，抗癌知識也能寫成一部人類智慧發展史。

隨著醫藥科技與流行病學的調查技術快速躍進，其實也不過是近二百五十年的光陰。從一七七五年學者確定了煙囪

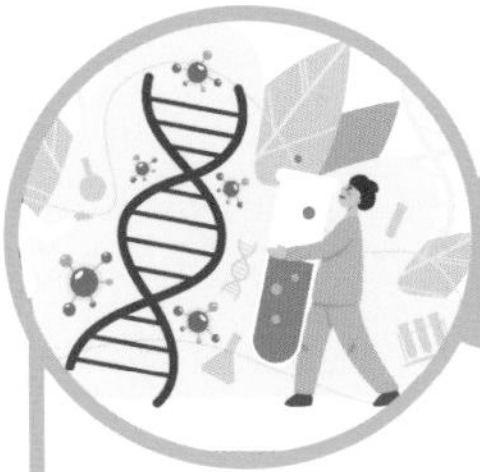

人類抗癌重要紀事

- 1775 年　發現煙囪煤煙誘發陰囊鱗狀細胞癌
- 1882 年　第一次施行根治性乳房切除術以治療乳癌
- 1909 年　提出免疫監測的概念，推動利用免疫系統對抗癌症的研究
- 1928 年　發明深層 X 線機用於頭頸癌，開啟放射治療新領域
- 1941 年　發現切除睪丸以降低睪丸激素的產生或施用雌激素緩解攝護腺腫瘤，荷爾蒙療法至今仍是攝護腺癌的治療法之一
- 1943 年　使用氮芥類物質（nitrogen mustard）治療淋巴癌，化學治療的起始點
- 1979 年　發現體內 TP53 基因是人類癌症中最常見的突變基因
- 1998 年　酪氨酸激酶抑制劑（imatinib）用於血癌治療，奠定了標靶藥物時代來臨
- 2001 年　人類基因體定序首度發表
- 2006 年　美國食品藥物管理局批准了第一支被用於預防子宮頸癌的疫苗
- 2016 年　美國國會通過《21 世紀醫療法案》加速癌症研究
- 2017 年　美國食品藥物管理局核准了 CAR-T 細胞療法，癌症治療邁入新紀元
- 2020 年　跨國研究團隊完成了癌症全基因組分析（Pan-Cancer Analysis of Whole Genomes Consortium,PCAWG Consortium）

裡的煙灰暴露與煙囪清潔工陰囊鱗狀細胞癌發病率之間的關係開始；一八八二年第一次施行根治性乳房切除術以治療乳癌；一九〇九年提出免疫監測的概念推動了利用免疫系統的力量對抗癌症的研究；一九二八發明深層X線機用於頭頸癌，開啟放射治療新領域；一九四一年發現切除睪丸以降低睪丸激素的產生，或施用雌激素會導致攝護腺腫瘤消退，荷爾蒙療法至今仍是攝護腺癌的治療法之一；一九四三使用氮芥類物質（nitrogen mustard）治療淋巴癌，為化學治療的起始點；一九七九年發現體內TP53基因是人類癌症中最常見的突變基因；二〇〇一年人類基因體定序首度發表；二〇〇六年美國食品藥物管理局批准了第一支被用於預防子宮頸癌的疫苗；二〇一六年美國國會通過《二十一世紀醫療法案》（21st Century Cures Act）最終版本，該法案為癌症登月計劃（Cancer Moonshot）提供資金，透過投資有潛力改變癌症治療、檢測及預防的具體研究計畫來加速癌症研究；二〇一七年美國食品藥物管理局核准了CAR-T細胞療法，癌症治療邁入新紀元；二〇二〇年跨國研究團隊完成了癌症全基因組分析（Pan-Cancer Analysis of Whole Genomes Consortium，PCAWG Consortium），辨別兩千六百五十八個癌症全基因組中的常見突變模式，涵蓋三十八種腫瘤類型。

全球精準治癌的新趨勢

在日新月異的發展進程裡，隨著新興科技的技術純熟，癌症研究從基因體時代的個人化醫療（Personalized medicine）推進到大數據建立與分析基礎的精準醫療（Precision medicine）。

此概念是二〇一五年由美國前總統歐巴馬大膽的前瞻性的在國情諮文（State of the Union address）中宣布啟動「精準醫療計畫」（Precision Medicine Initiative），旨在徹底改變人們改善健康與治療疾病的方式，精準醫學的進步已經帶來了強大的新發現以及幾種針對特定特徵量身訂做的新療法。隔年，也就是二〇一六年，由聯邦基金挹注經費十八億美元的「癌症登月計畫」（Cancer Moonshot），目標是將癌症預防、診斷與治療的進展速度提高一倍，從而在五年內完成原本可能需要十年才能完成的工作。二〇一八年，美國國家衛生研究院宣布啟動「全民健康研究計畫」（All of Us Research Program），目標是推進精準醫療，徵募至少一百萬名自願參與者分享不同類型的健康與生活方式的資料，涵蓋健康範圍相當廣闊，期待能夠協助研究人員分析並瞭解不同疾病與治療方法。

台灣個人化醫療崛起

回到臺灣的癌症防治項目，自從二〇〇三年實施《癌症防治法》後，二〇〇五至二〇〇九年推動「國家癌症防治五年計畫」；二〇一〇至二〇一三年有「第二期國家癌症防治計畫—癌症篩檢」；二〇一四至二〇一八年持續推動「第三國家癌症防治計畫」，擔負重任的衛生福利部國民健康署一方面持續關注國際癌症防治的進程，另一方面積極辦理癌症預防、篩檢、治療及安寧緩和照護等推動工作。所觸

人體的基因密碼

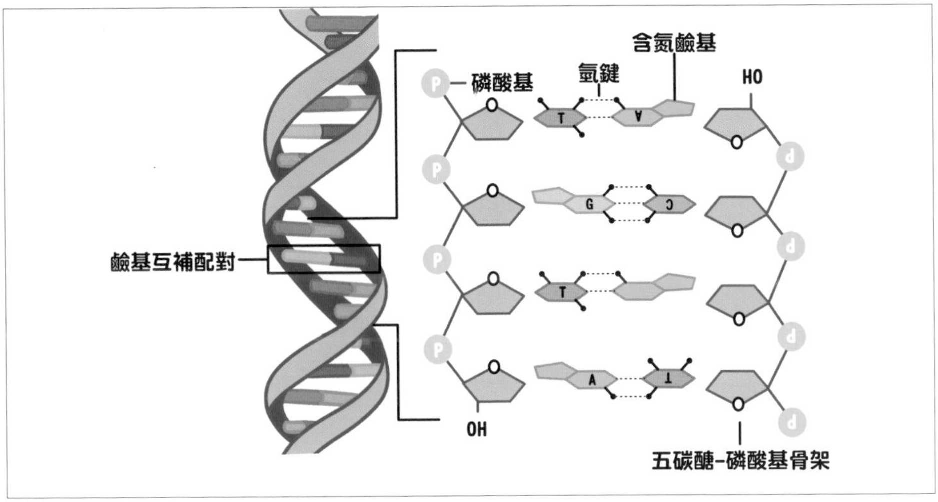

及的觀念與前端預防、後端治療的全人醫療環境，都能與全球接軌，在醫療品質的高端標準下兼顧生命的尊嚴與生活品質，所以二十一世紀的精準醫療，更貼切的說法應該是「精準個人化醫療」，作法更細膩、更以個人為照護模式的核心。

破解基因型態有效治癌

事實上，癌症治療若只談「精準面」仍有不足，臨床上的各項數據以及治療方法變換萬千，對於病人身上的疾病，醫療團隊相當熟悉。不過患病模式即便相同，治療方法類似，卻可能因為病人的觀念、期待、能負擔的費用、面對生命意義的價值觀而有天壤之別。身體化經驗與心理化共感，會將醫治引領至另一個層次，像是將「精準」與「個人」結合在一塊兒，理性與感性兼備，就會是最適合個人化的精準醫療。

像是傳統醫學領域，仔細觀察是一種智慧，過去的處方診斷有體質、有體徵，代代相傳的概念，現在可以用現代醫學的手法加以理解。例如每個人從外觀上看起來大致無異，體質也可以細分類，西方醫學則可用形成人類DNA鏈的四個鹼基A、G、C、T變化出每個人獨有的身體密碼。當我們瞭解各種醫學領域的思考邏輯後，在這樣的架構下，思考什麼樣的醫療才最適合某一個人？但解方其實也可能是另一個人的毒藥，最好的治療不見得是最適合自己的醫療方法，醫學的進步在於一次一次的經驗累積才能有所突破，先建構了未來健康世界的藍圖，才能想盡辦法以各種方式達成。

個人化醫療時代的來臨

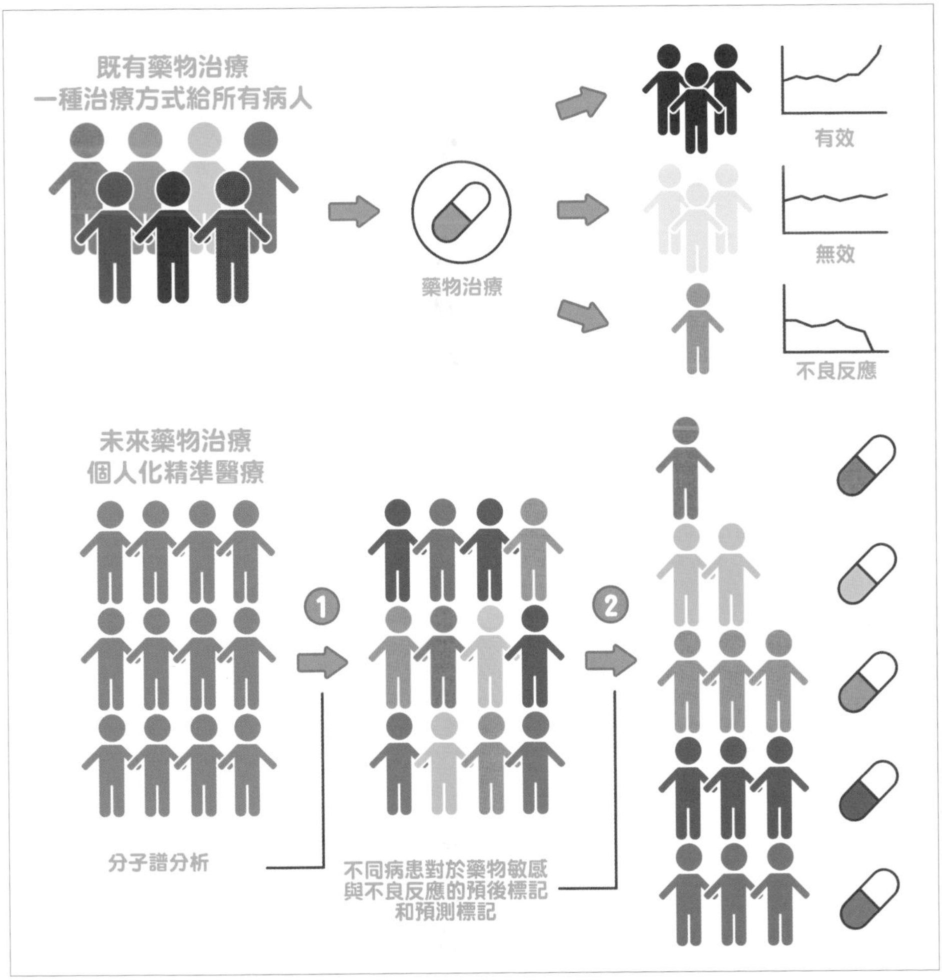
既有藥物治療
一種治療方式給所有病人
藥物治療
有效
無效
不良反應
未來藥物治療
個人化精準醫療
1
2
分子譜分析
不同病患對於藥物敏感
與不良反應的預後標記
和預測標記

癌症已經成為全球疾病死亡主因

在世界衛生組織的統計中，癌症是全球死亡的主要原因，二〇二〇年導致近一千萬人死亡，最常見的發生病例是乳癌、肺癌、結腸與直腸癌、攝護腺癌、皮膚癌（非黑色素瘤）以及胃癌；最常見的癌症死亡原因則是肺癌、結腸與直腸癌、肝癌、胃癌以及乳癌。大約三分之一的癌症死亡是由於吸菸、高身體質量指數（BMI）、飲酒、水果與蔬菜攝取量低，以及缺乏身體活動而造成。在中、低收入國家，大約百分之三十的癌症病例是由於人類乳突病毒（HPV）和肝炎等致癌感染引起。如果及早發現並有效治療，許多癌症其實可以治癒。

先進國家人口邁入高齡化社會，癌症的發生也隨著年齡的增長而上升，這很可能是由於特定癌症的風險原本就會隨著年齡的增長而增加，與整體風險累積與細胞修復機制效率降低的趨勢相結合。

台灣力推降低死亡率的四癌篩檢

國民健康署在二〇一四年時便啟動「癌友導航計畫」，引導病人至全台癌症品質認證醫院，讓每位患者都能夠得到有品質、有尊嚴的治療與照護，並以多專科團隊合作模式發展診斷或治療的醫病共享決策輔助工具（Shared Decision Making，SDM），建立執行流程，強化與長照服務及健保支付制度的連結，讓癌症病人出院前均能完成長照評估，獲得長期照護。

四大癌症篩檢補助

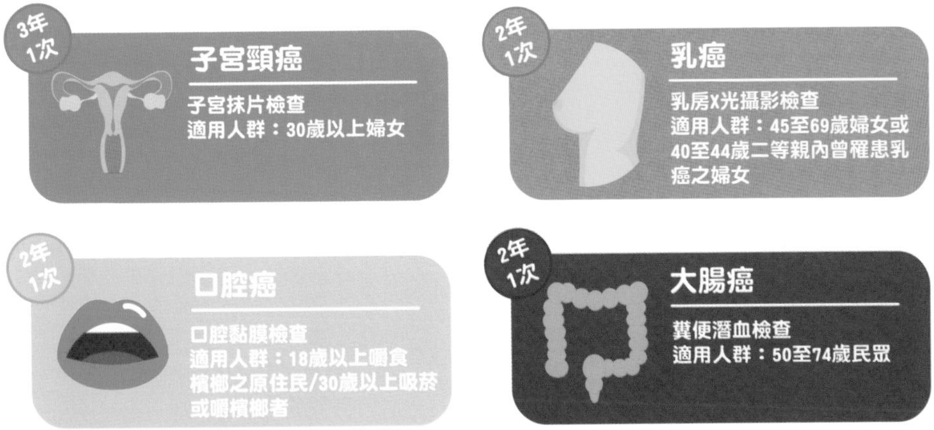

而前端的癌症篩檢，國民健康署也推動四癌篩檢：子宮頸癌、乳癌、大腸癌與口腔癌，早期偵測有助於降低死亡率且具有成本效益。依據國內的研究調查顯示，每兩年做一次糞便潛血檢查可以降低大腸癌死亡率百分之三十五；定期接受口腔黏膜檢查，國外研究顯示可有效降低四成口腔癌死亡率；大規模乳癌篩檢能降低百分之四十一的乳癌死亡風險，並減少百分之三十的晚期乳癌發生率；透過大規模抹片篩檢可降低百分之六十至九十子宮頸癌發生率及死亡率。而近年人工智慧發展快速，個人化的癌別精準篩檢，更可以透過 AI 判讀技術提升品質，是防治工具最快速有效的前驅利器。

治療端也有全民健康保險的基本費用支應。根據衛生福利部健康保險署的統計，二〇二一年全民健保惡性腫瘤醫療費用支出前十名分別是氣管、支氣管和肺癌；乳癌；結腸、直腸和肛門癌；肝和肝內膽管癌；口腔癌；攝護腺癌（攝護腺又稱前列腺，本書統一以攝護腺稱之）；非何杰金氏淋巴瘤；白血病；胃癌；食道癌。

醫療費用支出近五年平均成長率最高的前兩名則是攝護腺癌，以及氣管、支氣管和肺癌，五年平均成長率為百分之十二點三、十點六三，就醫病人數五年平均成長率也是攝護腺癌，以及氣管、支氣管和肺癌，這兩個癌種增加比例最多。

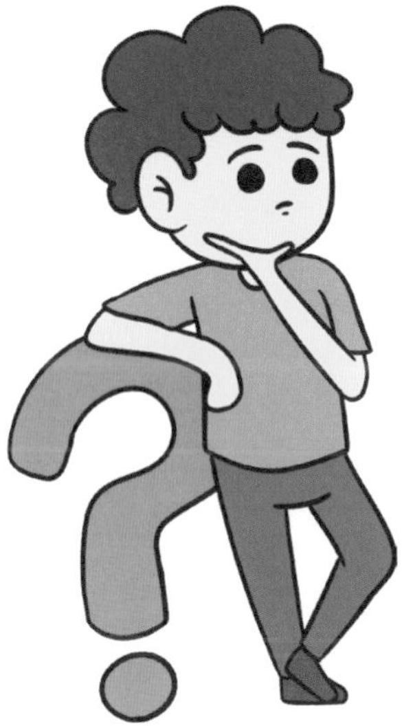

罹患癌症的五大迷思

迷思① 什麼才是最好的治療方法？

罹癌之後，所有的病人都迫切想知道對自己而言，世界上最好的治療方法到底是什麼？不過這個問題像是大哉問。曾經有個藥品的電視廣告名言：「先講求不傷身體，再追求效果。」這是早期的治療觀念，認為藥物作用應該溫和不傷身，現代醫學則是講求效用、效果，同時更要將「不傷害身體」視為一併重視的準則，不是先後順序，醫界已有許多方式可供遵循，以往強調發明一種厲害的藥人人適用的時代已經過去。

適合自己身體「特質」的療法就是最好的療法。「特質」是什麼？可以說是「體質」的進階版。當每個人的身體特徵、細胞特性、基因型態、血型特徵等生理特質的綜合，就可以視為一個人的「特質」，不同的身體特質，基於不同的科學證據，就需要以不同的治療方式對待。

迷思② 怎麼選擇適合的治癌療程？

每個人的身體對某一種治療法的反應與所能承受的程度不盡相同，當醫師在診間裡將所有的治療方案一一向患者解說之後，其實病人聽完會有好一陣子陷入綿長的思考。面對龐雜的病症訊息和醫師所開出的處方，並不是像飲食選擇的A、B、C套餐能有所呼應，病人很難以自己的喜好作為選擇基礎。

選不出最適合自己的治療方法時，有時是醫病之間的資訊落差依舊存在，可以找尋第二專業醫療意見作為參考，也可以再與原來的醫療團隊討論，大部分的醫療人員會再依據研究報告、臨床經驗，最重要的是考慮每位病人的身體狀態與治療期待，將選項範圍再縮小一些，幫助病人與親友的討論能更聚焦，選擇一個讓自己能平靜安心地接受的治療方法。

迷思③ 百分百治療保證才是完美的結果嗎？

醫學是一門科學與藝術結合的領域知識，有數據基礎、也有量身訂做的彈性。在許多臨床試驗中會看到數字，尤其是癌症相關領域，例如存活率、藥物反應率、存活期，這些構成了疾病治療的基本藍圖，不至於在茫茫大海中失去醫學判斷的方向。精準醫療的意義不在於治療中的每一個環節都是百分之百的保證書，而是針對不同的個人病況特質，賦予以實證醫學為參考點的調整空間，才符合個人化的治療方針。統計學上即使有差異，但還是要有臨床上的存在意義，因為每個人都視為不同的個體，要先瞭解病人的苦惱以及他最在乎的事情是什麼。

再如同使用疫苗預防疾病發生，沒有一個針劑可以保證百分之百沒有副作用，而是將可能發生的事件圈在某個極其微小的範圍內，即使有不舒服的反應，仍舊可以減緩、紓解並得以康復，那麼就達到預防感染後演變成重症的目的。孰輕孰重，在醫學領域裡就是風險和收益不斷地權衡，和病菌計較得失、為病人爭取更好的生命品質。

迷思④ 是不是癌症末期一輩子就到這裡？

過去臺灣人一發現自己罹癌時，最先想到的就是「因果業報」，可能前世做了壞事、或是沒有足夠的積德。現在雖然比較不會聽到這樣的說法，但是癌症成因依舊複雜，很難簡單歸因為什麼有些人會罹癌、有些人不會？有些人較輕微、有些人一發現時就已是末期。

其實太晚發現罹癌徵兆，許多是由於疏忽大意未做檢查，也可能是環境、經濟等客觀因素造成小病拖成無可挽回。一方面醫療制度的設計需要為病人織起一張防護網之外，醫學技術能夠在後端支撐的就是以不同的治療方法，用更好的武器或工具對抗疾病。但有些時候醫病雙方都已盡了最大努力，仍舊無法逆轉勝利，在束手無策時，仍要在過程裡，給予患者一些能減緩苦痛的「希望感」，活著就會有盼望、有期待就會努力而生出意志。但是也不能讓患者期待落差太大、希望落空，當醫療團隊將手邊很有把握的治療方法與病人討論時，病家會感受到站在同一個立場上做考量的勇氣，生出信心後就不至於在無效醫療上打轉。

迷思⑤ 走入安寧緩和醫療就該放棄了嗎？

治療的結果因人而異，有些病人生命走到盡頭時或憤怒、或坦然接受，都是必經過程，人生的謝幕方式沒有標準答案可以參照，但醫療團隊可以提出「拒絕」過度醫療的參考建議。這與癌症治療並不衝突，病人仍舊保有最大的自主權，家人也需要共同參與，提升生命最末的生活品質與接受身而為人的全人照顧。

當各種療法都無法治癒或延長生命期的時候，安寧緩和醫療的介入就不會在人將死亡時做心肺復甦術、插氣管內管、電擊等會增加或延長其痛苦的措施。這是病人自己的決定，沒有任何人可為其代勞，讓他可以完成心願，增進生活品質而提供緩解、支持性的照護。同時，家屬及照顧者的悲傷緩解與心理支持也同樣重要，照護團體提供全方位的照護可以協助家屬與病人共同面對死亡，陪伴病家經歷生命經驗裡最艱困的一段旅程。

與癌共存，每天都是最好的一天

癌症照護中與病人的溝通是一項困難的工作，而需要溝通的管道包括醫療團隊與病人、照顧者這重要的三角關係。經常，癌症患者有特殊的溝通需求，每一個病程的階段溝通方式都不同，不過要建立良好的溝通方法就需要先對彼此有足夠的信任程度，患者就能積極參與治療決策並自行做出醫療決定。

在英國劍橋大學有一項由英國癌症研究中心 Cancer Research UK（CRUK）所主導的專案計畫裡，蒐集了許多卵巢癌婦女的個案故事，在抗癌的過程中不全然都是辛酸苦痛，但眼淚是有的，喜悅和積極也同樣存在，這些情感的轉移和情緒起伏更迭，都讓人們看到面對疾病和生命意義可以自己決定以何種面貌處以待之。例如一位參與計畫的女性 **Melanie**，被診斷出患有卵巢癌，她自述與家人的一段相處：「那是一段可怕的時光，但我的丈夫和女兒們提供了最驚人的支持。我們會列出討論過的積極性列表，然後在廚房裡跳舞，我的女兒們會說，好的，媽媽，我們會度過難關。」之所以將卵巢癌這一個癌種獨立成為一項研究專案，病友 **Panagiota** 的自白相當直接而易於明瞭：「在沒有篩檢計畫的情況下，這是一種非常隱蔽的癌症。然而乳癌或子宮頸癌有定期檢查可做，如果有輕微異常情況，就會立即轉診，但卵巢癌沒有這樣的項目。

隨著技術的不斷進步，現代醫學會為任何一位患者生成大量複雜的數據，包括臨床特徵、影像學、基因組數據、分子測試、腫瘤病理學、治療結果等，但這些資訊經常是零散的、孤立的和不連貫的，這帶來了挑戰，臨床醫師更需具備整合能力才能有效管理。一旦照護團隊能夠綜合癌症醫學技術與精準治療，就能實現真正的變革，將複雜數據與機器學習技術結合，醫師能夠將統整的訊息帶到患者面前，一起做出有利的決定，優化延長生命的機會。

參考資料：

1. Milestones in Cancer Research and Discovery（https://www.cancer.gov/research/progress/250-years-milestones）
2. ICGC/TCGA Pan-Cancer Analysis of Whole Genomes Consortium (2020). Pan-cancer analysis of whole genomes. Nature, 578(7793), 82–93. https://doi.org/10.1038/s41586-020-1969-6
3. The Precision Medicine Initiative（https://obamawhitehouse.archives.gov/precision-medicine）
4. Vice President Biden Delivers Cancer Moonshot Report, Announces Public and Private Sector Actions to Advance Cancer Moonshot Goals（https://obamawhitehouse.archives.gov/the-press-office/2016/10/17/fact-sheet-vice-president-biden-delivers-cancer-moonshot-report）
5. Cancer（https://www.who.int/news-room/fact-sheets/detail/cancer）
6. All of Us Research Program（https://allofus.nih.gov/）
7. 癌症防治（https://www.hpa.gov.tw/Pages/List.aspx?nodeid=47）
8. Cancer（https://www.who.int/news-room/fact-sheets/detail/cancer）
9. 珍惜每個生命的意義。（http://www2.mohwpaper.tw/inside.php?type=history&cid=169&pos=c）
10. 癌症費用排行（https://www.nhi.gov.tw/Content_List.aspx?n=AE8F3C1B6EC35217&topn=23C660CAACAA159D），2023年5月13日更新。
11. 大腸癌篩檢簡介（https://www.hpa.gov.tw/Pages/Detail.aspx?nodeid=621&pid=1136）
12. 口腔癌防治（https://www.hpa.gov.tw/Pages/Detail.aspx?nodeid=613&pid=1118）
13. 乳房X光攝影檢查降低乳癌死亡風險4成 呼籲民眾定期接受檢查，早期發現早期治療（https://www.mohw.gov.tw/fp-5017-61555-1.html）
14. 定期抹片檢查，「抹」出健康（https://www.mohw.gov.tw/fp-2772-15306-1.html）

特別企劃

醫病共享決策新觀念

做自己身體的主人，選擇最好的抗癌療法

你知道什麼是「醫病共享決策」嗎？

關於疾病的資訊繁多又複雜，尤其是癌症，對於大多數病友而言，被告知病情是一段地獄之路，更遑論在那之後還有許多重大醫療決定在前方等待。醫病之間過往因著雙方的專業知識落差極大，所以有「資訊不對稱」的溝通問題存在，而當選擇權回歸到醫師與病人兩造雙方身上時，「合理的」

方案其實重要於「最好的」選擇，每項醫療決策的風險、收益與負擔的清晰、準確和公正的醫學證據，包括不干預病人想要的治療目標、知情偏好和擔憂、治療負擔；醫師提供基於證據的知識等，都是決策過程裡重要的環節。而每個步驟如果有決策輔助工具運用，便可促進患者及醫療服務提供者之間的共同決策對話，這就是「醫病共享決策」（Shared decision making，SDM）的概念雛形。

以病人照護為中心，創造醫病有效溝通

患者與臨床醫師之間的協作，涉及將多種醫學上適當治療方案的決策達成一致，這種合作需要醫療服務提供者與患者之間的有效溝通。醫病共享決策模式最早於一九八二年提出，始於「以病人為中心」的照護觀念，直到一九九七年由學者提出操作型定義：一、至少有醫師和病人雙方共同參與；二、醫師提出各種不同處置的實證資料，病人提出個人喜好和價值觀，雙方共享資

醫病共享決策 SDM,Shared Decision Making

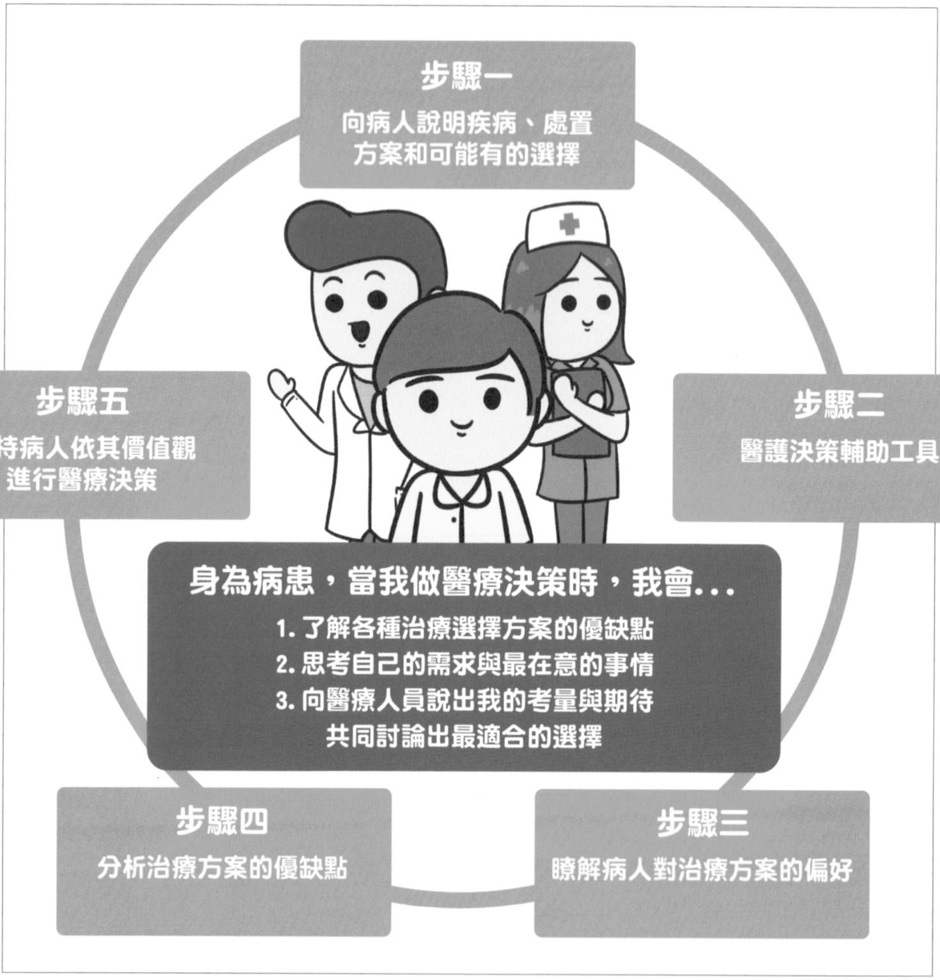
步驟一
向病人說明疾病、處置
方案和可能有的選擇
步驟二
醫護決策輔助工具
步驟三
瞭解病人對治療方案的偏好
步驟四
分析治療方案的優缺點
步驟五
支持病人依其價值觀
進行醫療決策
身為病患，當我做醫療決策時，我會...
1. 了解各種治療選擇方案的優缺點
2. 思考自己的需求與最在意的事情
3. 向醫療人員說出我的考量與期待
共同討論出最適合的選擇

訊；三、醫病雙方溝通討論，四、共同達成最佳治療選項之共識。而醫師與病友溝通的過程中，可以透過「決策輔助工具」（patient decision aids，PDAs）及「結構化的引導」（coaching）更有助於病人瞭解及思考與自身決策相關的議題。

當準備開啟溝通模式的時候，應該先清楚的瞭解到，特定決策的背景是可能危及生命的疾病，並且存在多種治療方案，而在疾病治療過程的關鍵點需要做出重要決定。不同的醫療方案，可能的結果不同，就存在著很大的不確定性。醫師並非無所不能，有時新藥、新技術尚未引進臺灣，或是適合的治療選項卻是天價，造成病家無力負擔，都不是雙方所樂見的情況。若能在瞭解醫學的極限、條件下，並在可行範圍內尋求各種管道的協助，例如申請專案治療項目、轉介其他醫療資源等，醫師和病人的努力，方能獲得「共好」的結果。

二〇〇一年國外的前瞻性研究中，針對七十八名癌症患

醫病共享決策的兩大輔助

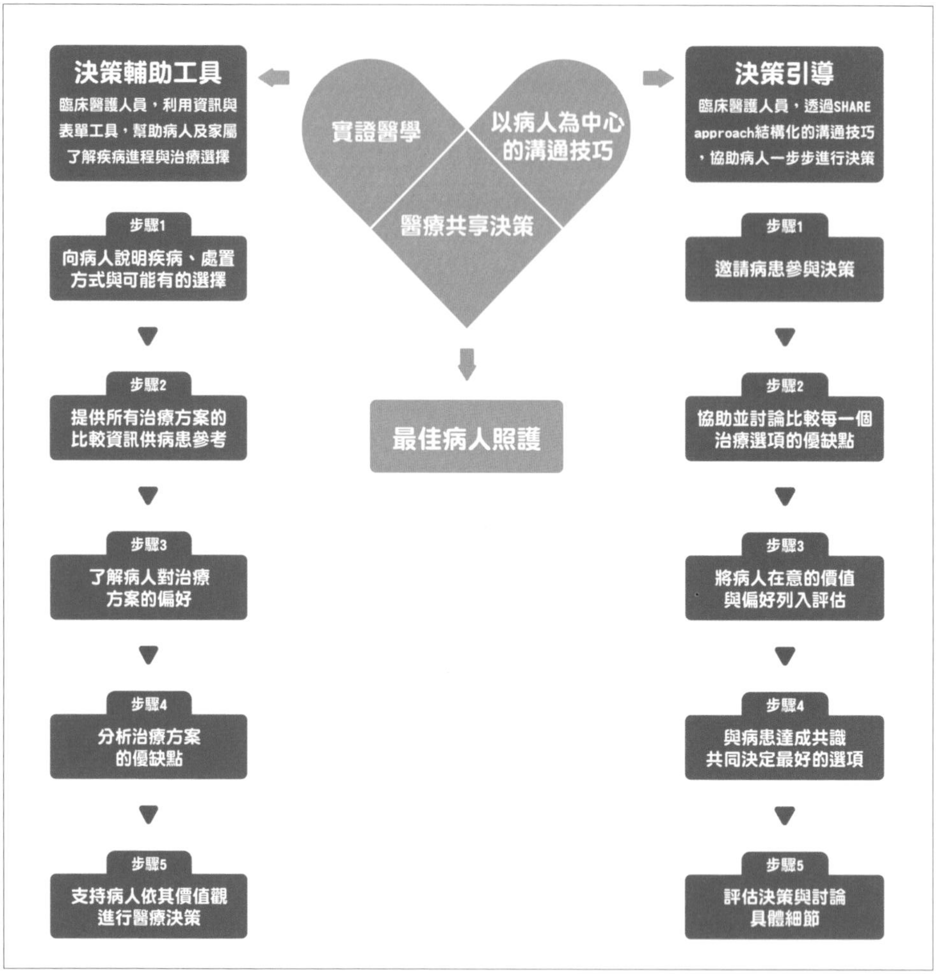

決策輔助工具
臨床醫護人員，利用資訊與表單工具，幫助病人及家屬了解疾病進程與治療選擇
實證醫學
以病人為中心的溝通技巧
醫療共享決策
決策引導
臨床醫護人員，透過SHARE approach結構化的溝通技巧，協助病人一步步進行決策
步驟1
向病人說明疾病、處置方式與可能有的選擇
步驟2
提供所有治療方案的比較資訊供病患參考
步驟3
了解病人對治療方案的偏好
步驟4
分析治療方案的優缺點
步驟5
支持病人依其價值觀進行醫療決策
最佳病人照護
步驟1
邀請病患參與決策
步驟2
協助並討論比較每一個治療選項的優缺點
步驟3
將病人在意的價值與偏好列入評估
步驟4
與病患達成共識共同決定最好的選項
步驟5
評估決策與討論具體細節

者進行醫療決策偏好的詢問，從一（患者更喜歡做出治療決定）到五（患者更喜歡醫師做出決定）的五個可能的選擇，還評估了醫師對這種偏好的看法。結果七十八例中有三十例（百分之三十八）醫師與患者完全一致，另外，七十八例中有四十九例（百分之六十三）更喜歡與醫師共享決策的方法。而在日本，二〇一五年也曾經針對攝護腺癌患者以及他們的醫師，詢問醫病共享決策的觀點，共有一百零三名患者與一百二十七名日本醫師參與。結果發現，有百分之四十一的患者和醫生表示並期望積極參與治療決策，幾乎一半的攝護腺癌患者更喜歡醫病共享決策，這份調查還指出百分之二十九的日本醫師低估了患者參與治療決策的意願。當醫療情況愈糟糕，攝護腺癌患者愈願意參與治療決策，但醫師往往會低估患者的偏好。

發揮病患自主權，共享決策創造更好治癌結果

醫病共享決策的模式在腫瘤領域特別複雜，臨床遭遇變得愈來愈有挑戰性，癌症治療

環境對患者及家人來說尤為困難，因為有多種相互關聯的有效療法，並且收益與風險之間存在著複雜的交互作用。此外，治療建議是基於越趨複雜的臨床資訊，在初步診斷後會隨著時間的推移而變化。光是將這些資訊整合到治療計畫中就有一定的困難度，不同的專家各司其職，指導各種治療，所以癌症照護團隊人員與病友和照顧者之間的關係需要非常緊密，也存在著信任感的建立。

首先，促進患者在治療決策中的自主權是臨床醫師的道德責任，因為患者及家人最終要接受這些決定的結果。其次，已有強而有力的證據指出，當患者有更多的參與，就會更加瞭解情況，更有可能充分考慮不同治療方案的風險及收益權衡，未來對臨床遭遇會更滿意。還有證據顯示，更多知情和參與的患者，就會有更好的社會心理結果，在某些情況下可能還有身體、生理上的益處。

病患、家屬與醫師，克服溝通挑戰

新診斷出患有癌症的患者面臨著複雜的決策環境，因為之前沒有病史經驗來指導人們如何前進，因此，患者的決策支持需求很高。若無資訊整合的系統與溝通過程，患者可能會面臨很大的資訊落差，導致病人獲得過多、過少或相互矛盾的訊息。「患者偏好」是許多醫師需要一步步建立治療關係的起始點，有時病人的決定與知情偏好也可能不一致，病人的潛意識會影響建構治療決定的過程，並不容易自我覺察。再加上癌症診斷後，一系列相互關聯的決策若是由不同的臨床醫師指導，這對衡量患者偏好在多大程度上被引出、理解及納入治療決策就構成了挑戰。

診間裡經常會聽到病人或是家屬、照顧者提出自己在網路茫茫大海中蒐集的資料，或是親友經驗套用在自己身上，患者過於重視他人的經歷可以強烈影響對治療風險和收益的看法。在共同決策中，醫療保健專業人員和患者應合作，共同做出與健康相關的選擇，這一過程基於自主性，構成了以患者為中心的照護的要素之一。

不過，醫病共享決策除了有醫師參與的角色，其實照護團隊也能相輔相成，有研究指出當患者參與共同決定（相對於醫師驅動的決定）時，更常提及優質的照護服務，並會因此對醫師的溝通給予更積極的評價。而且，當實際決策過程能有更多方面共享時，即使是更喜歡醫師控制決策的患者，也會對醫師溝通結果的評價更高。

新冠肺炎意外創造「虛擬共享決策」新途徑

在有些情況下，由於存在著障礙，共同決策將更加困難，這些障礙可能和語言、文化、教育或精神能力以及外部因素有關，例如緊急狀態或替代訊息來源的可用性，新冠疫情期間所導致的醫療訊息龐雜與就診困難，就為醫病共享決策的過程增加許多挑戰性。

在新冠肺炎疫情流行期間，其實更需要鼓勵參與醫病共享決策過程。由於每個國家的醫療系統在疫情期間都經歷了調整、調適，影響了醫病關係，然而大流行病為提供醫療服務帶來了挑戰，一方面也可視為一項機遇。儘管社交距離以及衛生服務重新分配會影響病人對親自就診的偏好，但這些措施也提供了研究和實施虛擬醫病共享決策流程的途徑。在不確定性增加的時候，溝通風險可能會對醫病共享決策的參與造成障礙，但提供了在更加個人化的環境中培養以患者為中心的方法的機會。

然而，需要注意的是大流行期間有另一個「訊息流行病」（infodemic）的新興問題，社群網站和社交媒體的資訊氾濫，錯誤及訛傳的謠言非常多，讓人難以分辨，假訊息以及假新聞，都會造成事實真相被掩蓋，病人更加無所適從。但另一方面，大流行期間也改變了多數人的生活習慣，醫療服務提供的模式也重新分配，剛好能夠重新評估常見作法，並提高管理策略的有效性。當然，駕馭大流行浪潮隨後的不確定性，會導致人們對於如何安全地重新啟動臨床服務感到困惑，但也有機會帶來創造性的變通辦法，例如虛擬共享決策（Virtual shared decision making，VSDM），將電話指導與決策輔助相結合的遠距模式，被視為對基於提供者的干預措施的附加或獨立選擇，對於某些疾病來說，被證實可改善臨床結果。

醫病共享決策是病人心理的安定力量

為推動民眾參與及提升醫病溝通，鼓勵醫療人員運用決策輔助工具讓病人瞭解疾病資訊和治療方案，以實證為基礎，提供病人所有可考量的選擇，並支持病人做出符合其偏好的醫療決策，財團法人醫院評鑑暨醫療品質策進會（以下簡稱「醫策會」）已於二〇一五年陸續受衛生福利部以及國民健康署委託辦理醫病共享決策相關計畫，進行決策輔助工具研發、建置醫療決策平台、提供概念及方法的教育訓練，及辦理相關推廣活動。為響應活動，並在二〇一六年定為醫病共享決策元年，於二〇一七年辦理實踐運動，鼓勵醫療機構加入醫病共享決策的臨床運用。

現代醫學不斷進步，作為一位癌症治療的醫師，希望能給病人心理安定的力量，患者的擔憂需要被理解和同理，像是採用傳統醫學減緩痛苦、中西醫合併的治療方法，要先讓患者覺得主治醫師有開放的胸襟可以討論，而不是「規定」患者不能如此、不能那樣，這也不行、那也不好，只能「聽我的」，上述說法很容易造成醫病雙方的關係緊張，對治療並沒有助益，醫療團隊也無法「掛保證」，治療能保證藥到病除，那是一種錯誤的期待。但是醫師需要具備一種情懷：「真的很想能與病人一起克服各種困難，一起努力，幫助達成生活品質的提升、多爭取些時間為生命做準備。」這才是醫師的真正職責。

病患賦權為基礎，決定是否採用醫病共享決策

因應每個國家醫療系統的不同，臺灣在一開始將醫病共享決策模式導入臨床時，參考英國 The King's Fund「MAKING SHARED DECISION-MAKING A REALITY」中提及有關醫病共享決策過程適用時機為「有多個不同選項，會導致不同結果」、「沒有明確的對錯答案（決定）」以及「正確的決定必須取決於病人自己的特定需求和設定的目標」，醫策會綜合整理出醫病共享決策適合與不適合的情境如下表，提供醫病雙方做為參考。畢竟事實上，病患接受病情評估時，並非所有治療都可使用醫病共享決策模式。（表一）

進行醫病共享決策，病人的想法、價值觀與身邊支持系統都非常重要，醫療人員必須瞭解病人考慮事情的重點，並充分告知有哪些選項。衛生福利部國民健康署與醫策會共同推動時，便強調主要目標是促進全民健康，很重要的一環就是增能、賦權（Empower）。

表一：適用 SDM 與否之情境

情境		說明
適用之情境	目前無明確實證醫學結論，或臨床診療指引建議需要共享決策的時機。	• 現有證據無法呈現強烈建議的選項。 • 選項間的優缺點接近（好處、風險、困難度或成本），而病人偏好是重要決定因素。
	病人價值觀及偏好差異性大（選擇不一）。	選項存在病人在意的影響或副作用，例如可能有重大身心功能或形象改變、疼痛。
	好處及風險的平衡，取決於病人的行動。	病人服藥、持續監測及飲食的遵從性。
	嚴重疾病	危及生命的嚴重疾病、重大慢性疾病晚期階段、多重及衰弱的慢性疾病。
不適用之情境	證據品質及結論能提供強烈建議選項，且利大於弊，病人價值及偏好一致性高。	適合直接執行，不需與病人進行醫病共享決策。
	當證據品質中度到高度呈現選項「壞處大於好處」，或證據「不足以評估利弊是否平衡」（缺乏證據、證據品質不佳，或各研究間的結論有衝突。）	除非病人有其他考量，否則不需要將醫病共享決策列入討論。

轉載自《醫療品質雜誌》2017 年 7 月號第 11 卷第 4 期，吳碧娟、張靜怡、莊舒閔、李于嘉、游育苓、廖熏香著

必須增加人民的能力，當民眾生病時，才有能力參與醫病決策討論，落實「以病人為中心」過程。另外，醫病共享決策概念也和「健康識能」息息相關，健康識能為民眾知道健康促進相關訊息後，知道如何運用這些訊息解決問題，醫病共享決策的精神如此可見一般，就是病人看得懂並瞭解訊息，透過這些訊息協助解決問題。

完美醫病共享決策的三步驟

為了落實醫病共享的決策理念，在推行之時，醫生必須顧及四個層面：第一為「瞭解病人需要知道什麼樣的訊息」；第二為「必須要有實證證據」；第三為「資訊要以民眾看得懂、易於瞭解的形式呈現」，如此也才能有效提升民眾健康識能；第四為「瞭解病患想知道什麼樣的訊息」。在執行醫病共享決策的過程中，病人和家屬能充分瞭解醫療決策選項的各項優點和風險，提出自身對疾病決策的考量，例如治療所需時間、所需花費、療程對工作的影響等，並和醫療人員共同討論，進而共同決

表二：醫病共享決策三步驟

	醫師	病人
步驟一	向病人說明疾病處置方案和可能有的選擇（引入選擇）	問問題：詢問醫師 • 我生了什麼病？ • 哪些治療選擇？ • 不同醫療方案的優缺點
步驟二	提供所有治療方案的比較資訊供病人參考（描述選項）	說考量： 根據自身需求進行選擇的考量，跟醫療人員說出您最在意的是與期待是什麼？
步驟三	瞭解病人對治療方案的偏好（幫助患者探索偏好並做出決定）	做決定： 經過多方瞭解討論後，決定是否需要更多資訊，並選擇醫療方案

定出適合自己的醫療決策。若要有完善的制度，需要仰賴政府、醫療人員與患者共同努力，發揮人性中的良善價值。

對病人而言，能夠讓自己增進識能的方式最容易快速進入的方法便是就診前準備一張「就醫提問單」，根據自身疑惑條列各項問題，就診時便能根據這張問題表的內容與查詢到的資訊向醫師提問，多方努力就能一起達到醫病共享決策願景。（表二）

從治療到善終，共享決策成為癌友的力量

安寧緩和醫療是醫病共享決策中腫瘤科學領域的關注議題，過往的主要焦點集中於特定項目的醫療干預措施，而不是整體的照護，所以當病人參與日常護理決策、與治療相關的醫療決策及臨終決策時，患者參與共同決策的先決條件是跨學科的團隊合作、開放的溝通、良好的醫病關係、良好的環境與相互往來的訊息提供，涵蓋更廣泛主題的決策。

醫病共享決策保障病人尊嚴

臺灣在二〇一六年通過《病人自主權利法》，保障病人對自身醫療照護決定的權利與善終的自主意願，病人在意識清醒且具完全行為能力的情況下，可以事先立下書面的「預立醫療決定」，表明處於癌末等特定臨床狀況時，個人選擇接受或拒絕維持生命治療

或人工營養及流體餵養，以及其他相關醫療照護意願之決定。根據病人自主權利法第三條，「維持生命治療」是指心肺復甦術、機械式維生系統、血液製品、為特定疾病而設之專門治療、重度感染時所給予之抗生素等任何有可能延長病人生命之必要醫療措施；「人工營養及流體餵養」則是透過導管或其他侵入性措施餵養食物與水分。

病患個人的醫療自主與善終權益需要被尊重與保障，因此「預立醫療決定」的簽署相當重要，在進行此重大決策前，必須先經過「預立醫療照護諮商」（Advance care planning，ACP），尊重病人醫療自主意願，讓病人、親屬、醫療團隊三方在醫療機構進行溝通，共同商討病患處於特定臨床條件（癌末、不可逆之昏迷、永久植物人、極重度失智與其他經主管機關公告之重症等）、意識昏迷、無法清楚表達意願時，醫療團隊應該對病人提供的醫療照護方式，包括病人自主權利法所述之病人得接受或拒絕「維持生命治療」與「人工營養及流體餵養」，使病人的自主意願能夠獲得保障。

透過此溝通過程，可以瞭解病人真實的心願與期待，將醫療照護的決定權真正交還給病人，病人與家屬能夠做好心理準備，在面對至親之人離開前，家屬亦可減輕為病患做最後醫療決定可能會有的茫然無助、自責感與壓力。

此外，透過預立醫療決策，醫療團隊在尊重和支持病人決定的

以病患賦權為基礎的醫病共享決策

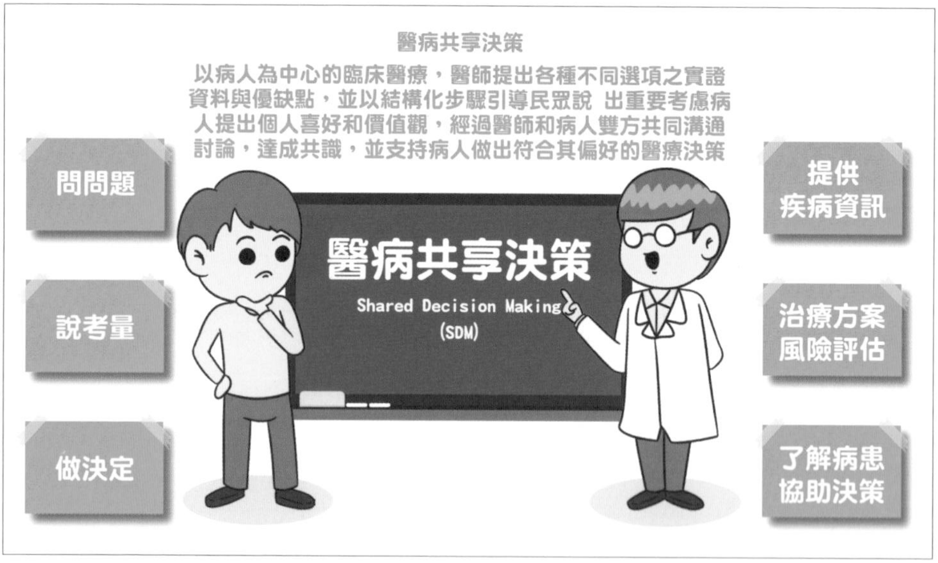

醫病共享決策
以病人為中心的臨床醫療，醫師提出各種不同選項之實證資料與優缺點，並以結構化步驟引導民眾說 出重要考慮病人提出個人喜好和價值觀，經過醫師和病人雙方共同溝通討論，達成共識，並支持病人做出符合其偏好的醫療決策
問問題
說考量
做決定
醫病共享決策
Shared Decision Making
(SDM)
提供疾病資訊
治療方案風險評估
了解病患協助決策

過程中，能夠幫助病患實現其真正的心願，體現身為幫助者的滿足與善意助人的精神，促進醫病關係的和諧發展。

衛生福利部與各大醫院的醫病共享決策平台網站，其實提供了許多決策輔助工具，協助釐清病患個別偏好傾向，期待能夠提升醫病溝通效率，進而形成有共識的醫療決策。

參考資料：

1. Charles, C., Gafni, A., & Whelan, T. (1997). Shared decision-making in the medical encounter: what does it mean? (or it takes at least two to tango). Social science & medicine (1982), 44(5), 681–692. https://doi.org/10.1016/s0277-9536(96)00221-3

2. Liao, H. H., Liang, H. W., Chen, H. C., Chang, C. I., Wang, P. C., & Shih, C. L. (2017). Shared decision making in Taiwan. Zeitschrift fur Evidenz, Fortbildung und Qualitat im Gesundheitswesen, 123-124, 95–98. https://doi.org/10.1016/j.zefq.2017.05.009

3. Bruera, E., Sweeney, C., Calder, K., Palmer, L., & Benisch-Tolley, S. (2001). Patient preferences versus physician perceptions of treatment decisions in cancer care. Journal of clinical oncology: official journal of the American Society of Clinical Oncology, 19(11), 2883–2885. https://doi.org/10.1200/JCO.2001.19.11.2883

4. Schaede, U., Mahlich, J., Nakayama, M., Kobayashi, H., Takahashi, Y., Saito, K., Uemura, H., Tokumitsu, M., & Yoshizawa, K. (2018). Shared Decision-Making in Patients With Prostate Cancer in Japan: Patient Preferences Versus Physician Perceptions. Journal of global oncology, 4, 1–9. https://doi.org/10.1200/JGO.2016.008045

5. Kehl, K. L., Landrum, M. B., Arora, N. K., Ganz, P. A., van Ryn, M., Mack, J. W., & Keating, N. L. (2015). Association of Actual and Preferred Decision Roles With Patient-Reported Quality of Care: Shared Decision Making in Cancer Care. JAMA oncology, 1(1), 50–58. https://doi.org/10.1001/jamaoncol.2014.112

6. Giuliani, E., Melegari, G., Carrieri, F., & Barbieri, A. (2020). Overview of the main challenges in shared decision making in a multicultural and diverse society in the intensive and critical care setting. Journal of evaluation in clinical practice, 26(2), 520–523. https://doi.org/10.1111/jep.13300

7. Abrams, E. M., Shaker, M., Oppenheimer, J., Davis, R. S., Bukstein, D. A., & Greenhawt, M. (2020). The Challenges and Opportunities for Shared Decision Making Highlighted by COVID-19. The journal of allergy and clinical immunology. In practice, 8(8), 2474–2480.e1. https://doi.

org/10.1016/j.jaip.2020.07.003

8. Elwyn, G., Frosch, D., Thomson, R., Joseph-Williams, N., Lloyd, A., Kinnersley, P., Cording, E., Tomson, D., Dodd, C., Rollnick, S., Edwards, A., & Barry, M. (2012). Shared decision making: a model for clinical practice. Journal of general internal medicine, 27(10), 1361–1367. https://doi.org/10.1007/s11606-012-2077-6

9. 衛生福利部臺灣病人安全資訊網 https://www.patientsafety.mohw.gov.tw/submenu?usein=6&psid=0M117423542169758218

10. 醫病共享決策在癌症安寧緩和醫學的應用 http://web.tccf.org.tw/lifetype/index.php?op=ViewArticle&articleId=4769&blogId=1

泌尿系統
癌症面面觀

人體泌尿系統

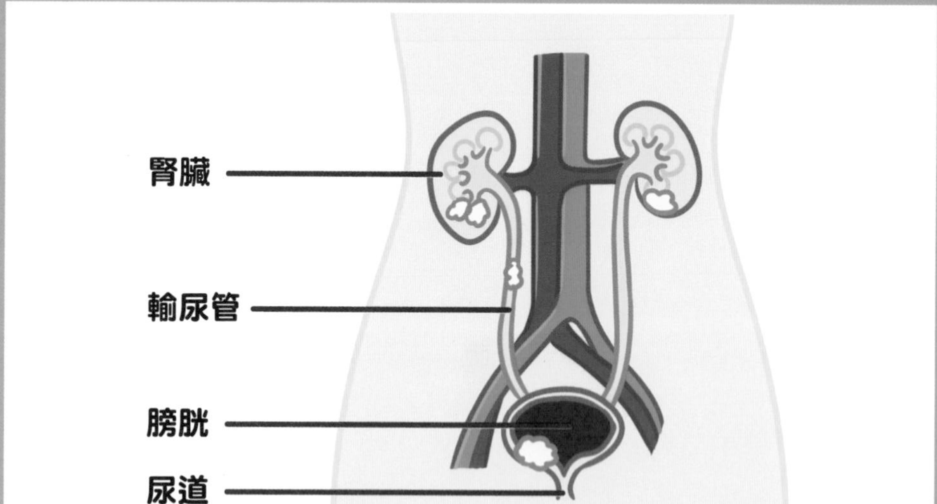

人體的泌尿系統是以尿液的形式，清除血液中的廢物，幫助調節血液中化合物、電解質。而這循環的過程是身體從食物中獲取營養並將其轉化為能量開始，腸道吸收了所需的食物營養成分後，廢物會留在腸道和血液中；接著泌尿系統幫助身體清除稱為尿素的液體廢物，當含有蛋白質的食物（例如肉類、家禽與某些蔬菜）在體內分解時會產生尿素，尿素在血液中被帶到腎臟，在那裡與水和其他廢物一起以尿液的形式排出，並保持鉀和鈉等電解質與水的平衡。

泌尿系統即是負責尿液的產生與運送、儲存與排泄，包括腎臟、輸尿管、膀胱與尿道，而泌尿系統腫瘤，依腫瘤類別分為腎細胞癌與泌尿上皮癌，而泌尿上皮癌則依發生器官分為腎盂癌、輸尿管癌，以及泌尿系統常見的惡性腫瘤之一「膀胱癌」，本單元將針對泌尿道常見癌症與其他後腹腔腫瘤深度剖析說明。

死亡率逐年攀升勿輕忽｜**腎細胞癌** P.90

範圍廣泛且易復發｜**泌尿上皮癌**（腎盂癌、輸尿管癌、膀胱癌） P.124

腹部脹痛、食慾不振請提高警覺｜**後腹腔腫瘤**（後腹腔惡性肉瘤、腎上腺皮質癌、嗜鉻細胞瘤） P.

腎細胞癌

死亡率逐年攀升勿輕忽

腎臟位於肋骨緣下方，靠近背部中央後腹腔內，形狀像蠶豆，左、右各一，長度約十至十二公分，寬約五至六公分，厚度三至四公分，因位置受到肝臟的影響，所以左腎稍高、右腎較低。內部構造複雜，主要有腎門、腎盂、皮質、髓質、腎錐體、腎乳頭、腎盞、腎竇、腎柱，功能是清除體內廢物和藥物、平衡體液、釋放荷爾蒙調節血壓、控制紅血球的產生。（圖2）

圖 2：腎臟構造圖

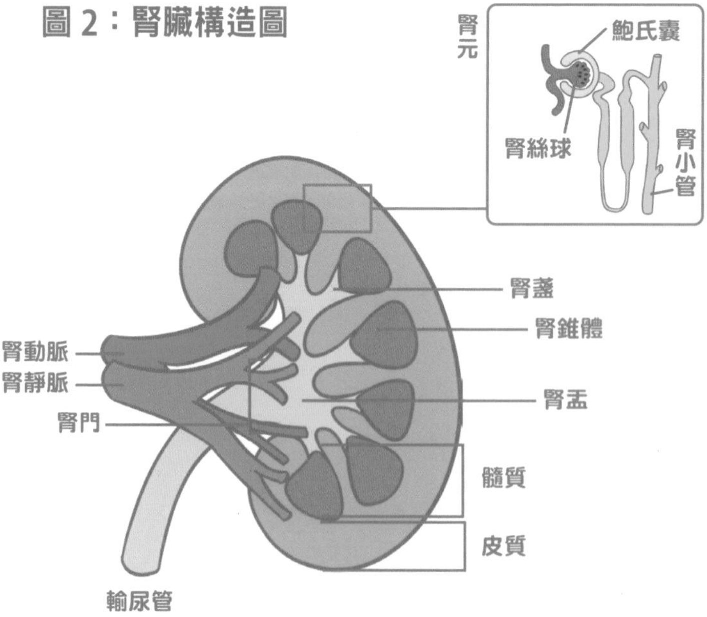

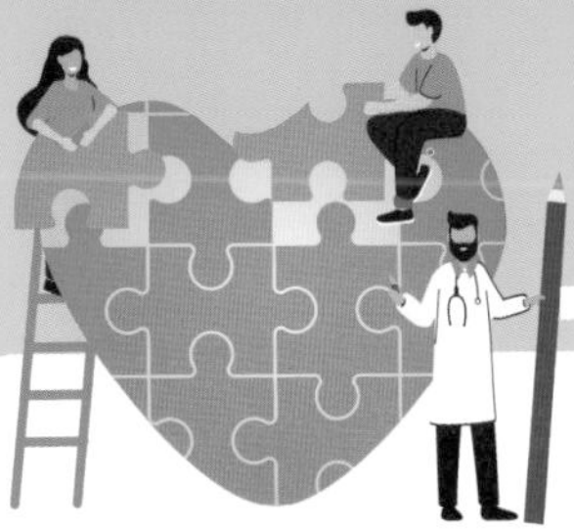

良醫診問

五十六歲的黃先生兩、三年前身體健康檢查時，發現胰蛋白酶數值稍高，懷疑可能是棘手的胰臟癌，於是立即安排進一步檢查。因超音波檢查不容易看清楚，做了電腦斷層掃描後發現是左邊腎臟有一顆兩公分的腫瘤，雖然體積不大但生長位置深入腎臟內部，屬於早期癌症。黃先生沒有任何不適症狀，雖然經常聽聞腎細胞癌，但現實生活裡真正發生在自己身上時，驚訝和一時之間無法接受的情緒可想而知。

黃先生後來接受腎臟部分切除手術，認為可以將癌細胞清除乾淨，但是天不從人願，術後產生一連串的併發症。開完刀頭幾天都出現血尿，經過兩三天，因尿道口疼痛便拔除導尿管，血尿狀況有改善，於術後第五天出院，但第七天在家上廁所時，竟然血尿並排出血塊。再入院後檢查發現血色素降至 10 gm/dl 左右，懷疑腎臟出血，於是進行血管攝影後在腎內動脈找到出血點，並進行栓塞治療。然而這次檢查，確認黃先生的出血情況是因為腎臟內的假性動脈瘤造成，住院期間除了導尿管之外再加上腎臟穿刺引流、靜脈發炎感染，反覆用藥，苦不堪言。

命運多舛，出院後回家休養的黃先生發現又出現因尿道狹窄排尿困難的症狀，再次入院進行尿道切開手術。這三次住院幾乎將腎細胞癌治療的大大小小併發症，都患上一輪，曲折離奇。不過幸運的是，黃先生追蹤至今狀況穩定，沒有復發的情形。

腎臟透過只存在於皮質的腎單位（腎元 nephron）從血液中去除尿素，每個腎單位由一個腎小體（包含腎絲球及鮑氏囊）以及腎小管組成。尿素與水和其他廢物一起通過腎單位並沿著腎臟的腎小管向下流動時形成尿液。所有被腎臟過濾的物質皆需通過腎小體，可過濾水與溶質，但是蛋白質及血液中的大分子成分無法通過，所以過濾液中不含血漿蛋白及血球。而再吸收作用則發生在腎小管，每日過濾的液體約有百分之九十九會被再吸收，只有百分之一是尿液。

腎細胞癌是成人最常見的腎臟癌

根據腫瘤細胞型態，腎臟癌包括腎細胞癌、腎盂癌、腎腺癌及其他少見的腫瘤，其中，腎細胞癌（Renal Cell Carcinoma，RCC）是成人最常見的腎臟癌，由近端腎小管的上皮細胞所衍化出來的惡性腫瘤。大多都是無意間發現，以往發現時泰半已進入中後期，目前透過健康檢查可及早發現。根據衛生福利部國民健康署公布的一〇九年癌症登記報告，腎臟惡性腫瘤發生個案數占全部惡性腫瘤發生個案數的百分之一點三五，發生率的排名在男性為第十五位、女性為第十七位；死亡率的排行在男性為第十四位、女性為第十七位。男、女性患者的細胞形態分布，均以腎細胞癌最多，分別占男性個案百分之九十六點一七，女性個案百分之九十一點零二，發生率男性高於女性，大約是一點五倍，此外，最常發生在五十至七十五歲的年紀。在西方國家，腎細胞癌是腎臟最好發的惡性腫瘤；在台灣，腎細胞癌與泌尿上皮癌，各佔五五波，這是台灣腎臟癌與眾不同的地方。

高風險族群與危險因子

年齡增長是癌症發生的風險因子之一，隨著年紀漸長，為自己安排進行適合的健康檢查就能提高早期發現的機率，此外，癮君子、肥胖、高血壓也是高風險族群。在體內原本能夠調節、調控的機制，隨著環境中接觸各種風險因子，還有職業暴露於重金屬、石綿等，造成基因突變，調控機制失靈，也導致形成癌細胞的機率愈來愈高。

在研究資料中發現，腎功能較差的人例如慢性腎臟病、尿毒症洗腎患者，罹患腎細胞癌的機率也愈高，可能高達幾十倍於一般人（特別是合併多發性腎囊腫的病患）。根據統計，女性洗腎患者的風險高於一般人九至十八倍；男性則是四至十四倍。臨床上也有一些腎結石慢性發炎患者，經年累月下竟然演變成腎細胞癌，雖是少數案例，但也提醒這類的病人不可不慎。此外，腎臟移植病患也是腎細胞癌的好發族群，一般認為跟長期服用免疫抑制劑有關。

只有少數約百分之四到六的腎細胞癌是跟家族遺傳有關，例如逢希伯．林道症候群 von Hippel-Lindau (VHL) disease，遺傳性平滑肌瘤病 hereditary leiomyomatosis，琥珀酸脫氫酶缺陷型腎癌 succinate dehydrogenase (SDH) kidney cancer, 伯特．霍格．杜貝症候群 Birt-Hogg-Dube (BHD) syndrome, 考登氏症候群 Cowden syndrome, 結節性硬化症 tuberous sclerosis complex (TSC) 等。

如何檢查、發現與診斷

腎細胞癌其實就是從腎臟的實質部分產生的癌症，疾病早期幾乎沒有特殊症狀，隨著腫瘤體積慢慢增加，到了晚期病人才可能出現血尿、腰痛、腹部腫塊等情況，號稱「症狀三劍客」，如

圖 3：腎臟癌的症狀三劍客
1. 血尿、2. 腰痛、3. 腹部腫塊

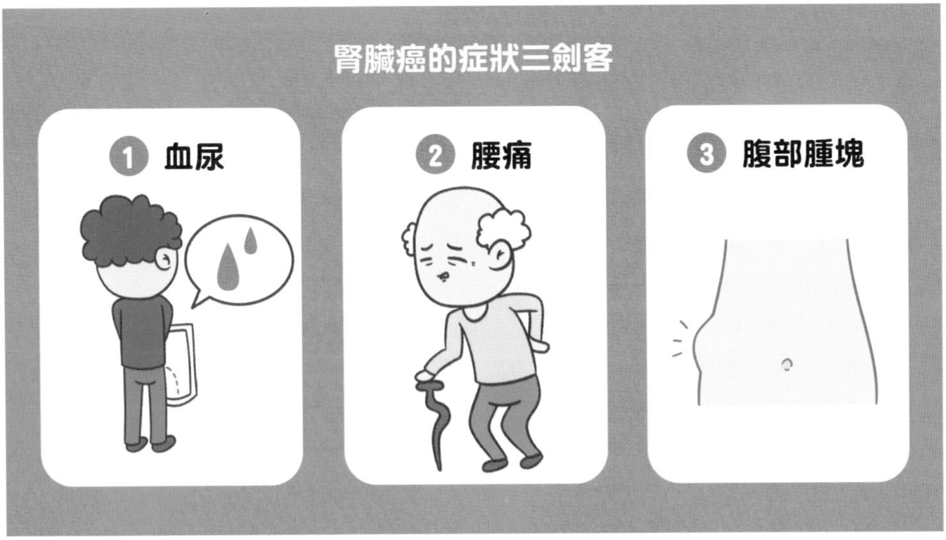

果未及時發現，慢慢會出現疲倦、食欲不佳、貧血等症狀。（圖3）

多數腎細胞癌早期症狀不明顯，只能仰賴定期健康檢查。大約有兩至三成患者會出現腫瘤附隨症候群（paraneoplastic syndrome），特點是產生類荷爾蒙物質，而有貧血、凝血時間增長、發燒、高血鈣、肝功能異常、膽色素上升等狀況，經過腫瘤治療後通常就會緩解。

透過理學與影像檢查，大都可以及早發現

以案例中的黃先生為例，先前曾經有肝臟血管瘤，雖有定期接受超音波檢查，腎臟部位有些微的陰影顯像但也無法確認。經過幾年之後，因為胰蛋白酶數值升高，才進一步檢查希望能排除疑慮，經由電腦斷層掃描清楚顯像，

表1：腎臟癌的分期說明

第一期	**腫瘤直徑小於等於七公分，侷限於腎臟內。其中四公分以下為 Ia 期；四公分至七公分為 Ib 期。**
第二期	**腫瘤直徑大於七公分，侷限於腎臟內。**
第三期	**腫瘤侵犯腎靜脈或下腔大靜脈，或腫瘤侵犯腎臟周圍組織。**
第四期	**腫瘤超出 Gerota 包膜之外，或侵犯腎上腺或遠端轉移。**

才發現並無直接關聯性的腎細胞癌，幸好仍屬於早期階段。

過去腎細胞癌的病例中有三分之一在發現並確定診斷時已轉移，轉移好發部位包括肺部、肝臟、腦部，這些都是太晚發現的情況。現在檢查儀器設備較好，人員技術也提升，定期健康檢查時施作超音波、電腦斷層、磁振造影，大都可以及早發現及早治療。根據國際「腫瘤—淋巴結—轉移（TNM）」的分類法，腎臟癌可分為四期。（表1、圖4）

腎細胞癌主要分清亮腎細胞癌

圖 4：腎臟癌的分期

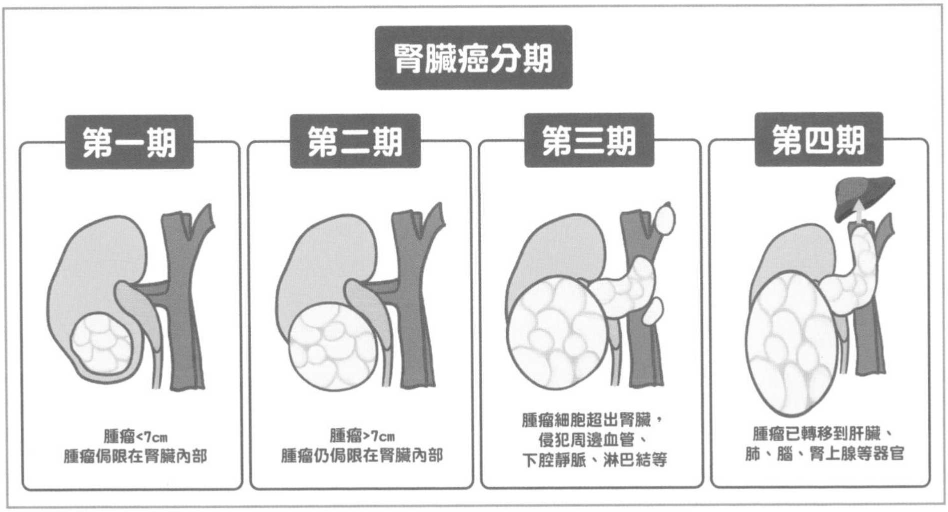
腎臟癌分期
第一期
腫瘤<7cm
腫瘤侷限在腎臟內部
第二期
腫瘤>7cm
腫瘤仍侷限在腎臟內部
第三期
腫瘤細胞超出腎臟，
侵犯周邊血管、
下腔靜脈、淋巴結等
第四期
腫瘤已轉移到肝臟、
肺、腦、腎上腺等器官

（clear cell RCC, ccRCC）、非清亮腎細胞癌（non-clear cell RCC, nccRCC）兩大類，清亮腎細胞癌約占七至八成。非清亮腎細胞癌又分乳突I型＆II型RCC，嫌色型RCC（chromophobe），嗜酸細胞RCC（oncocytic）等。相關的基因突變、五年存活率如說明圖所示。若合併類肉瘤（sarcomatoid）變化，存活通常很少超過一年，但目前有標靶及免疫治療藥物，有助於增長存活時間。（圖5）

先進穿刺技術，提高切片診斷率

有些患者擔心做病理組織切片

圖5：腎細胞癌的病理（細胞型態）分類

腎細胞癌病理組織分類

腎細胞癌的病理（細胞型態）分類

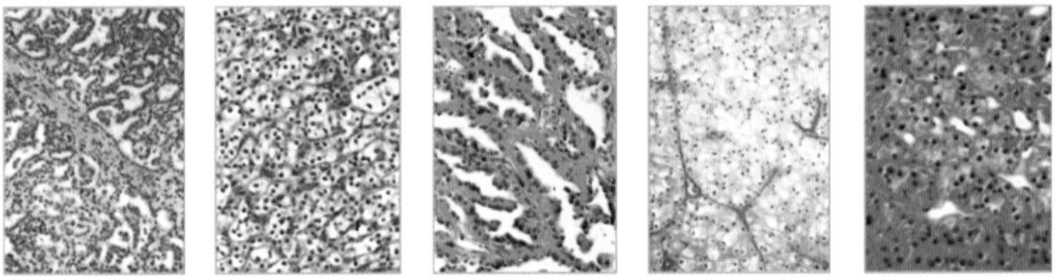

非清亮腎細胞癌

細胞型態	清亮細胞癌	乳突一型腎細胞癌	乳突二型腎細胞癌	嫌色型腎細胞癌	嗜酸細胞型腎細胞癌
發生率	75%	5%	10%	5%	5%
相關基因突變	VHL	c-Met	FH	BHD	
五年存活率	64%	70%		84%	

類肉瘤型腎細胞癌，存活時間約2~9個月

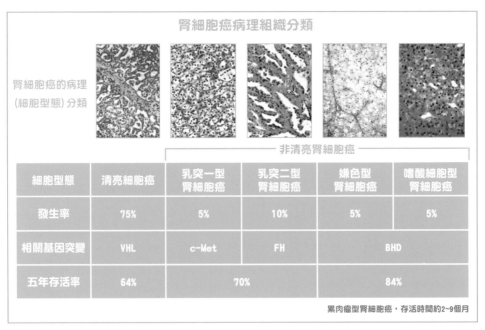

時，穿刺可能造成癌細胞沿著穿刺切片的路徑擴散，但為了確定腫瘤細胞來自淋巴或是腎臟，或單純只是發炎的假性腫瘤、浸潤性的膿瘍，牽涉到完全不同的治療策略，穿刺切片取組織化驗可以完全掌握與確認疾病分類分型，所以必要情況下仍建議切片檢查（經皮膚穿刺採樣），有了正確診斷，才有適合的治療方法，當採取腫瘤消融術時，也會建議先切片採樣完，再立即進行消融手術。

近二十多年發展出先進的穿刺方式，穿刺切片的針外圍包覆同軸套管（圖6），進入體內再取出後的過程中，不會污染經過的身體路徑，有九成以上的診斷率，腫瘤細胞漫出機率微乎其微。切片檢查的可能併發症比例低，包括少數產生氣胸、腎臟或腎旁出血、假性動脈瘤、血尿、感染等，但嚴重到須手術治療者極少。

圖6：經皮膚腎臟腫瘤切片針管圖示（同軸套管，以減少切片路徑上癌細胞播散）

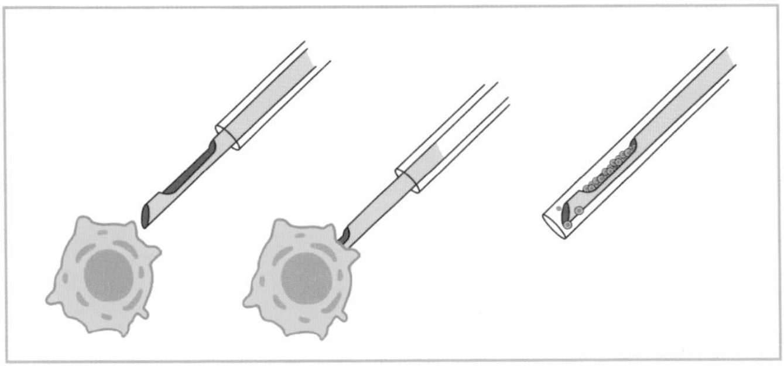

腎細胞癌的治療以手術為主流

手術治療傾向保留腎臟功能

腎細胞癌的主要治療方式仍以手術為主，占百分之八十一點二八。過去，標準手術切除的範圍是將腎臟、腎上腺、及其四周包圍著的Gerota包膜、局部的淋巴結全部切除，稱作「根治切除手術」，是局限性腎臟癌的有效治療方法。目前，若腫瘤細胞體積較小且手術技術可行，或者病人有特殊情況，如雙側腎腫瘤、腎功能不全等，則可以考慮腎臟保留的腎部分切除手術（Partial Nephrectomy）（圖7）（只切

圖 7：腎部分切除手術

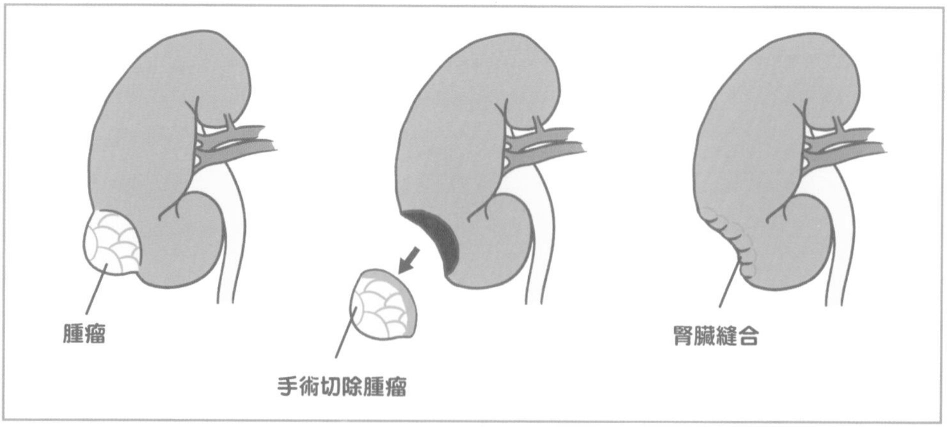

除腫瘤，而保留大部分腎臟），以期盡量保留腎臟功能，減少日後心血管疾病發生機率。近年先進手術儀器引入臺灣，機械手臂輔助微創手術系統目前也用於部分腎切除手術，切除腫瘤的同時，儘可能保留腎臟功能，能夠降低手術風險並增加手術精細程度。

針對腎細胞癌手術治療，根據各種腎細胞癌的生長部位與特性，由不同手術難度評分系統，可以量化其腎臟部分切除的手術難度，包括 **PADUA** 腫瘤手術難度評分系統、**RENAL** 手術難度評分系統、**SPARE (PADUA** 的簡易版）（圖 8）腫瘤手術難度評分系統等，分數越高，表示手術難度越高。

若是腫瘤較小，也可考慮改採定期追蹤方式

因腎細胞癌生長較慢，小於三公分的腎細胞癌轉移機率較小，因此主動追蹤觀察（**Active Surveillance**）也是選項之一，可考慮每半年追蹤一次，不過案例中的黃先生經過反覆思索並與醫療團隊討論，最後仍決定以機器手臂微創手術清除腫瘤細胞。成長快速的腫瘤則要多

圖 8：SPARE (PADUA 的簡易版）腫瘤手術難度評分系統：只包括 4 個腫瘤特性變數，簡單好用，預測率也高。

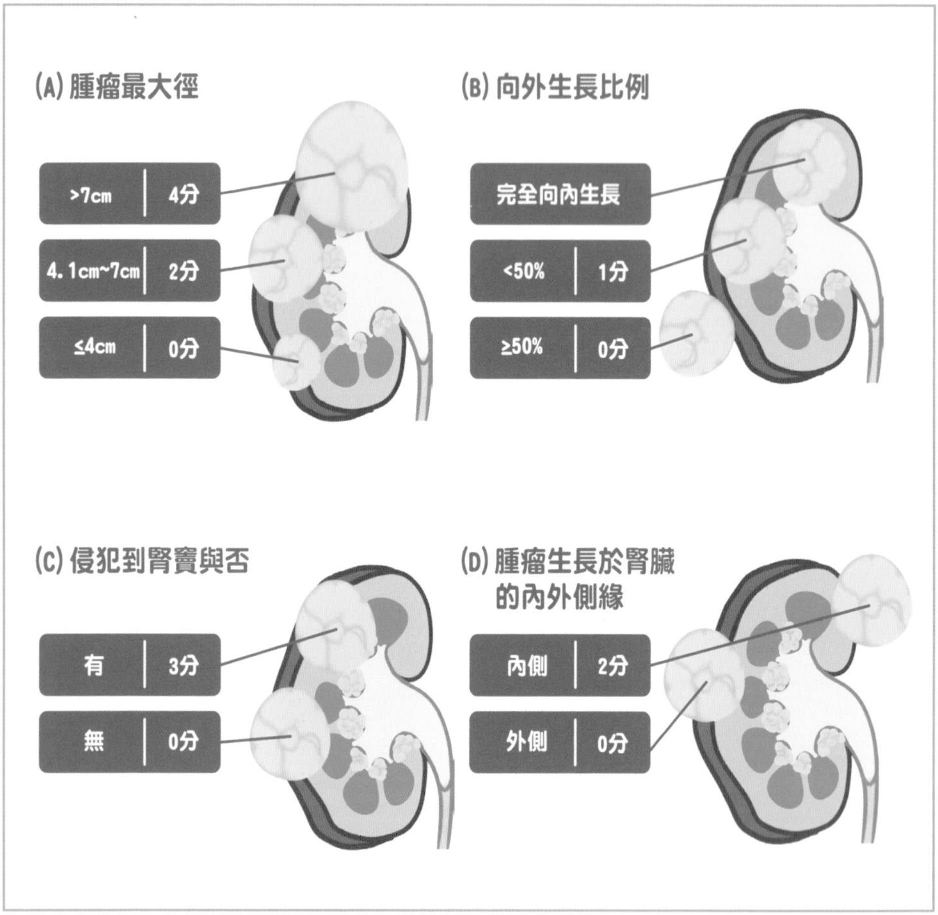

加小心，意味著其細胞形態正在改變、惡性度增加，更需要進行定期的檢查。此外，也可選擇腫瘤消融術，例如冷凍治療、無線射頻燒灼這兩種溫度療法，前者是將溫度降至攝氏零下二十度以下；無線射頻則是將溫度提升至攝氏八十至九十度以上。當腫瘤體積不大時，也是治療選項之一，惟術後需定期追蹤，有些病患的腫瘤邊緣仍可能有存活的癌細胞。

聯合治療為癌細胞轉移時的治療主軸

目前，轉移性腎細胞癌的治療，以聯合療法（Combination Therapy）為主軸，免疫治療（Immuno-oncology Therapy, IO）為主，搭配標靶治療（Targeted Therapy），少數是單用標靶治療（圖10）。免疫治療的優勢在於若有良好反應，效果可持續較久，但價格高昂，對病人會造成很大的經濟壓力，所以最新的藥物效果雖然較好，病人可少承受些痛苦，但也往往因經濟因素形成另一種不一定能用上藥的

圖 9：機械手臂輔助腎部分切除術

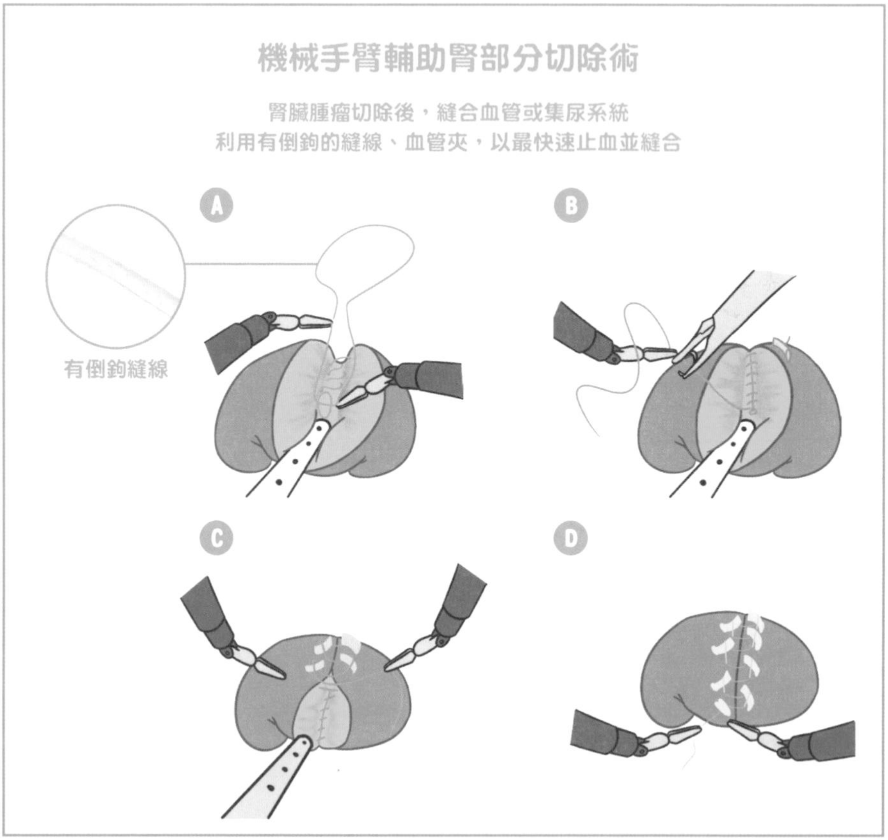

機械手臂輔助腎部分切除術
腎臟腫瘤切除後，縫合血管或集尿系統
利用有倒鉤的縫線、血管夾，以最快速止血並縫合
A
B
有倒鉤縫線
C
D

發生心肌梗塞等。所以在希望保留部分腎功能的情況下，機器手臂搭配止血凝膠、不需綁線的倒鉤縫線……等新工具，幾乎是早期腎細胞癌的治療主流趨勢。

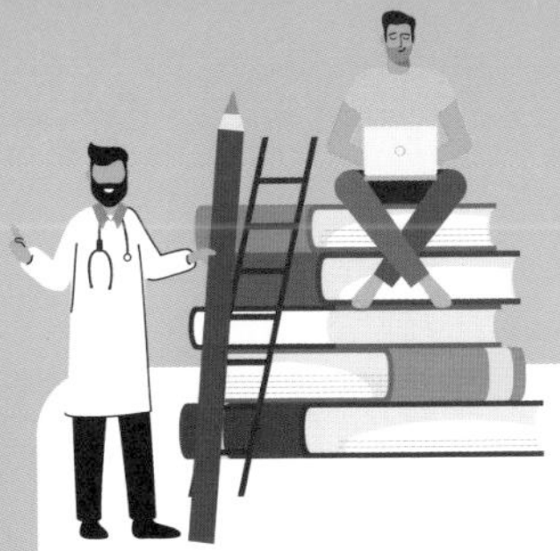

醫學小百科

機器手臂微創手術系統在執行腎臟部分切除手術時，可以處理得較為細膩，目前至少有十種手術難度評分系統，上述較常用的為 RENAL nephrometry score 與 PADUA score（也有 PADUA 的簡易版：SPARE score），端視腫瘤細胞是否侵犯集尿系統或靠近血管、腎竇？往外或往腎臟內部生長？在腎臟的前後內外上下？等情況而定。手術複雜度可在術前得知，輔助醫師做術式判斷。有些醫院在術前會執行 3D 電腦斷層檢查，透過影像重組，取得更明確的腎血管、腫瘤相關位置資訊，有助於手術方式的評估，得到更多的保障。

林口長庚紀念醫院外科部泌尿科系曾經回顧分析二〇〇七年至二〇一五年間，在林口長庚醫院接受腎部分切除術（開放式或機器手臂式）的七十五名腎細胞癌患者手術資料，發現機器手臂輔助腎部分切除術，可能在腫瘤大小相似的情況下，不僅可以提供更好的切除率，同時也能保留更多的實質組織，並且不會增加手術切緣陽性和併發症的風險。目前健保已有給付機械手臂輔助腎臟部分切除手術的醫師手術費用（不含機械手臂使用費及耗材費）。

糖尿病腎病變是臺灣洗腎族群中最主要的患者群，在共病影響下，每年腎功能是以百分之五的下降速率逐漸衰退，容易引發心血管疾病，例如中風、

圖 10：免疫治療搭配標靶藥物的作用機轉，透過圖示可了解如何進行腎細胞癌的全身性治療

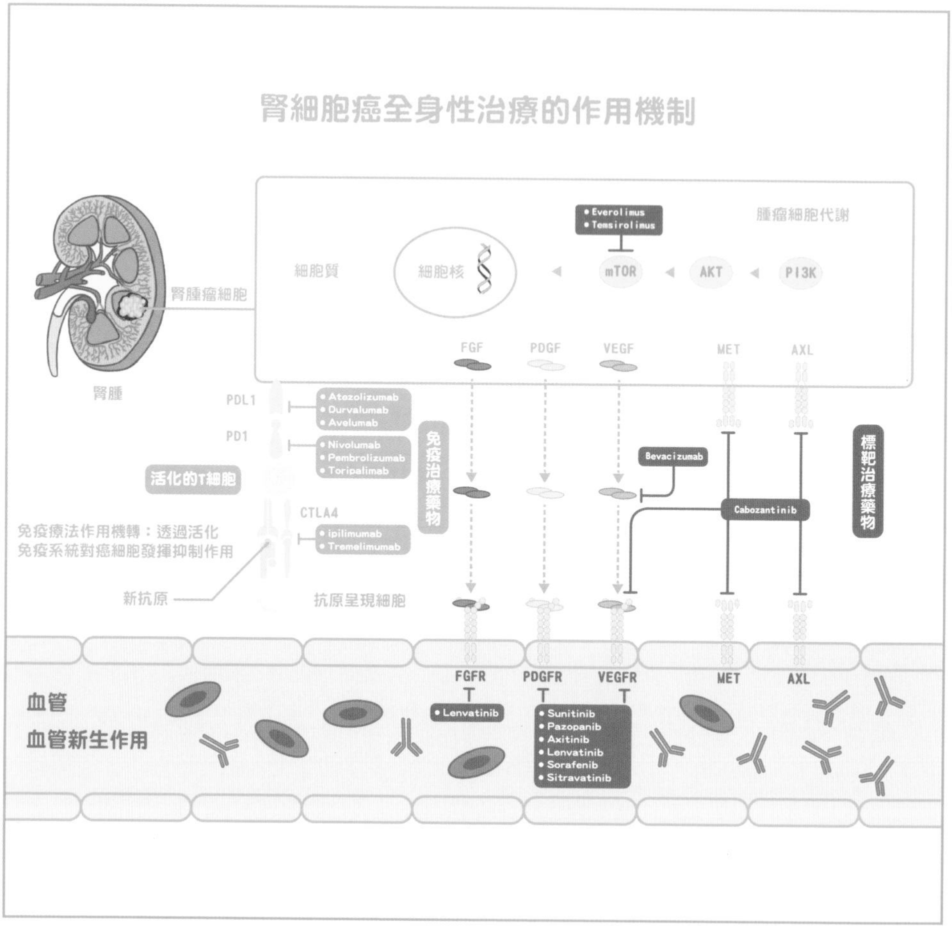

困境。

曾經有換過腎的乳突型腎細胞癌六十四歲男性患者，家中開中藥行，手術後發現轉移至肝臟，偏偏此一型態的腫瘤標靶藥物並沒有健保給付，於是患者自費買藥，病情獲得控制十多年，之間腫瘤細胞又轉移至膀胱、腦部等處，繼續接受手術、後線標靶藥物治療與放射線治療，跨越每一代的標靶藥物演進，一路奮戰至生命終點。

另一個案為五十六歲男性，發現時已是晚期，診斷左腎腫瘤並已轉移至肺部多處，病人接受腎臟切除，經檢驗確認為清亮細胞型腎細胞癌。目前轉移性腎細胞癌治療趨勢，就是採取標靶加免疫的聯合治療，但以台灣目前現況，只能先使用健保給付的標靶藥物，在與病患詳細說明討論後，病患願意自費再加上免疫治療，採用聯合療法後，追蹤超過一年半均狀況良好，由於每個病患腎細胞癌的狀況都不一樣，因此需用更個人化的醫療方式來處理，才能找出最適合病患的結果。

根據國際轉移性腎細胞癌數據庫聯盟 International Metastatic RCC Database Consortium (IMDC) 的評分模式來進行轉移性腎細胞癌的預後指標與風險評估，可作為使用標靶藥品的治療參考。（表2、表3）

標靶治療有助改善晚期腎細胞癌存活率

腎細胞癌對於傳統化學治療、放射治療的反應都不好，主要以手術切除為主，但晚期、轉移性腎細胞癌治療，就必須透過全身性藥物治療，手術成了緩解性的角色。在免疫治療

表 2

預後風險因子	風險族群
卡氏 (Karnofsky) 功能狀態評分 < 80%（體力狀態）(表 3)	輕度 無任何風險因素為低風險族群
診斷到開始全身性治療期間 < 1 年	
血紅素低於正常值下限 (12g/dL)	中度 有一到二個風險因素為中度風險族群
血鈣值大於正常值上限 (10.2 mg/dL)	
嗜中性球大於正常值上限 (7.0 × 109 /L)	惡度 滿足三個以上風險因素則為高風險族群
血小板大於正常值上限 (400,000/L)	

發展、療效尚未確認的年代，標靶治療一時蔚為風尚，有數種標靶治療藥物被廣泛應用在晚期腎細胞癌治療上，利用不同治療機轉的適時轉換，晚期腎細胞癌的整體存活期有大幅進步。但目前標靶治療的適用藥物指引，主要以清亮腎細胞癌（clear cell RCC）的研究為主，非清亮腎細胞癌（non-clear cell RCC）的治療，仍在研究中。

表 3：卡氏 (Karnofsky) 功能狀態評分表

體力狀況：	評分
正常，無症狀和體徵	100 分
能進行正常活動，有輕微症狀和體徵	90 分
勉強行正常活動，有一些症狀和體徵	80 分
生活能自理，但不能維持正常生活和工作	70 分
生活大部分自理，但偶爾需要別人幫助	60 分
常需要人照料	50 分
生活不能自理，需要特別照顧和幫助	40 分
生活嚴重不能自理	30 分
病重，需要住院和積極的支援治療	20 分
重危，臨近死亡	10 分
死亡	0 分

圖 11：全球火紅的抗癌免疫療法，PD-L1 與 PD-1 有何區別？

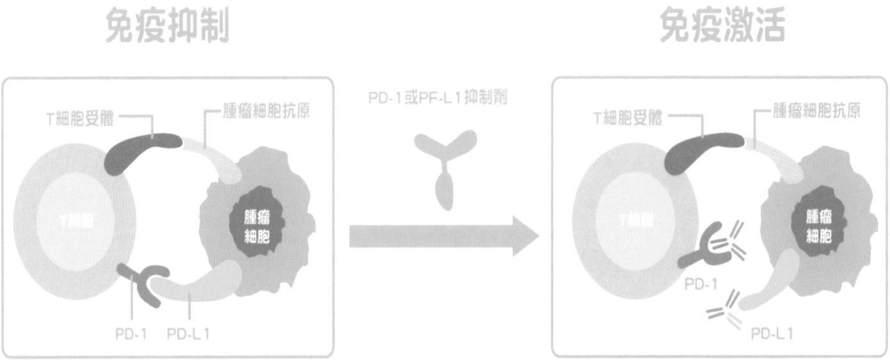

並搭配其他癌症治療如標靶、化療等合併治療以提升整體治療效果，這也是目前癌症免疫治療發展的趨勢。不過，並非每位病人都適合使用免疫療法，除了費用昂貴、治療反應率偏低，也可能面臨「免疫風暴」的嚴重不良反應。

免疫治療的副作用相較其他化學治療較低，但由於免疫治療是刺激活化免疫系統來消滅癌細胞，也會產生因免疫機制「防禦過當」而導致的不良反應，最嚴重的情況是免疫系統不僅會清除入侵病毒，同時也會造成自身器官損傷或衰竭，甚至死亡。因此在進行免疫治療時，病患應保持警覺，醫療團隊也需密切觀察病患症狀，並適時採取適當藥物，以避免與改善不良反應對治療產生的影響。

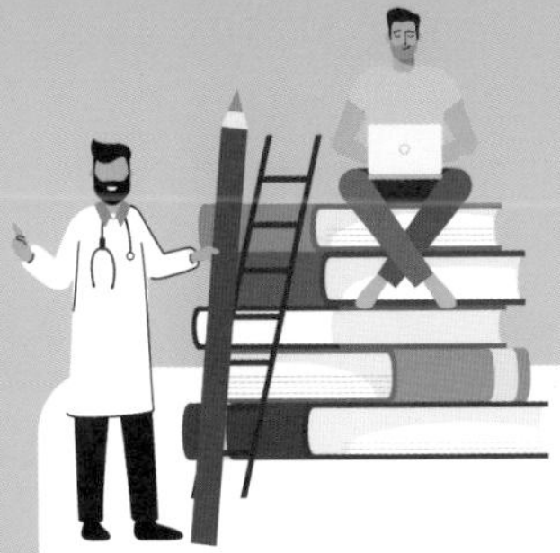

醫學小百科

癌症免疫療法（immuno-oncology therapy， 簡稱 IO），近來獲得許多突破性的進展，成果令醫學界群起振奮。科學家發現免疫細胞 T 細胞被「關閉」的程序性中「死亡第一型蛋白（programmed cell death protein 1，簡稱 PD-1）」的作用機制，因此製造出能夠重新啟動恢復免疫 T 細胞毒殺癌細胞的能力。此項發現的兩位科學家來自美國的 James P. Allison 和日本的 Tasuku Honjo 已獲得 2018 諾貝爾獎的肯定。

人體免疫系統的「偵察兵」如 T 細胞，通常會偵測出異常細胞並進一步消滅入侵者，但狡猾的癌細胞利用 PD-L1(死亡第一型蛋白配體) 的高表現可以結合人體免疫細胞上的 PD-1 受體，一旦兩者結合後，便能抑制免疫細胞辨識並毒殺癌細胞的能力，這好比武林小說中的情境，好人的免疫細胞被壞人給「點穴」就不再有反擊能力。醫學上這樣的作用稱為免疫檢查點 (Immune Checkpoint)，癌細胞將免疫檢查點鎖死，若要解開這個穴道，則要使用免疫檢查點抑制劑藥物來恢復免疫細胞的活性，使其得以發現並殺死癌細胞。目前在台灣已有多達五種 PD-1 或 PD-L1 抑制劑抗體藥物， 包 括 Pembrolizumab、Nivolumab、Atezolizumab、Avelumab 與 Durvalumab。

研究顯示，免疫治療對於復發轉移的晚期病人，能使療效維持較長時間。免疫治療是以腫瘤基因特徵來決定治療藥物，

圖 12：血管內皮生長因子在腎細胞癌中扮演的角色

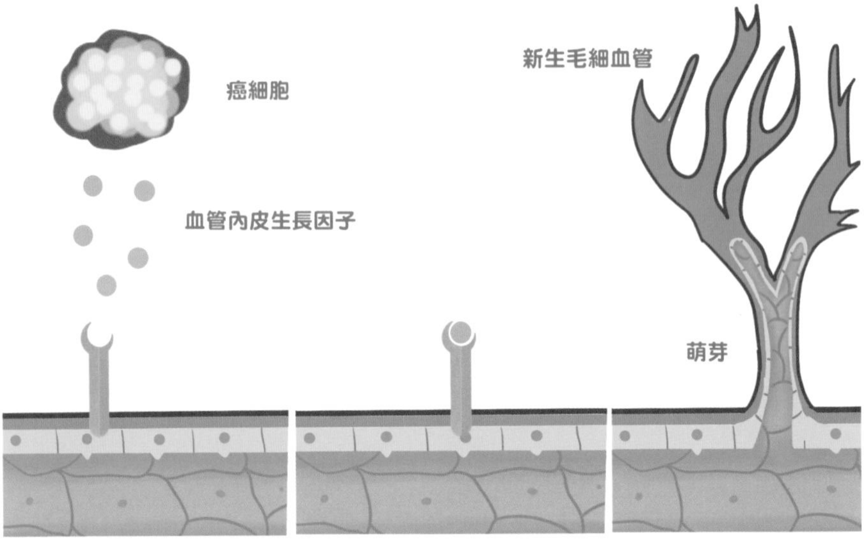

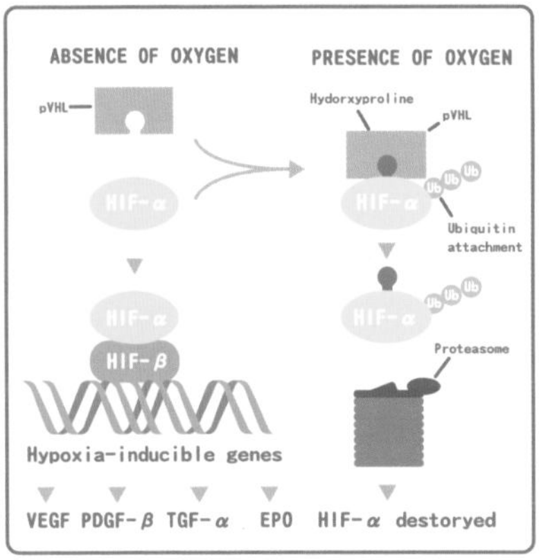

在缺氧狀況下，會產生「缺氧可誘導因子」（Hypoxia-inducible factor, HIF），當累積到一定程度，會刺激基因產生一連串血管增生因子（VEGF, PDGF-beta, TGF-alpha, EPO…），造成血管增生、腫瘤生長，而VHL(von Hippel Lindau)蛋白質則可與「缺氧可誘導因子」結合，而將其破壞掉。但當 VHL 基因出現問題或突變，就會失去此調節抑制的功能，因而產生腫瘤。

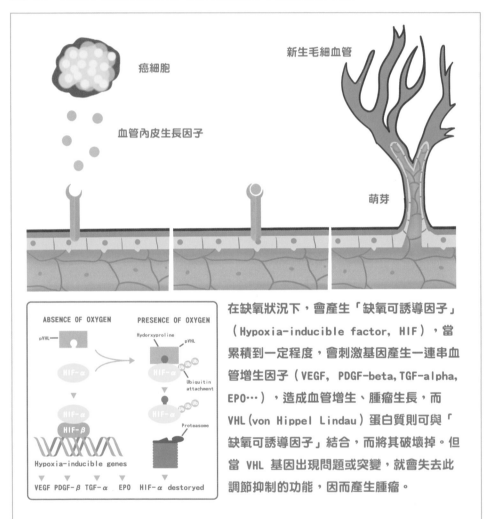

腫瘤的生長，必須靠血管的增生以提供養分，因此癌細胞會分泌各種生長因子，包括血管內皮生長因子 (Vascular endothelial growth factor, VEGF)，血小板衍生生長因子（Platelet-derived growth factor，PDGF），纖維芽細胞生長因子（Fibroblast Growth Factor, FGF）等，來刺激血管的增生（圖12），大部分的標靶治療藥物（大多是酪胺酸激酶抑制劑 Tyrosine kinase inhibitor，TKI），就是抑制這些生長因子與其受體（receptor）的結合，而阻斷癌細胞的生長。這種治療，有別於化學治療的大小通殺，是阻斷癌細胞依賴生長的某個步驟，以殺死癌細胞，因此對身體的傷害較少。像巡弋飛彈一樣，可以精準的瞄準目標，不傷及無辜，故稱標靶治療。由於藥物治療機轉的關係，標靶治療如同「圍城」，癌細胞總有突圍的一天，因此，藥物使用初期雖有療效，但一段時間後，常常有抗藥性產生，癌症病情轉而惡化。

雖然標靶治療已是劃時代的突破，但仍有其不良反應（副作用），包括疲憊倦怠、腸胃道的副作用（噁心、嘔吐、便秘、腹瀉、食慾不振、穿孔、廔管等）、粘膜發炎潰瘍、高血壓、手足皮膚症候群、肝臟毒性、動靜脈血栓、甲狀腺功能異常、低血鈣、腦神經病變等等。每種標靶藥物，其不良反應不盡相同，在病人身上的反應，也因人而異，若有異狀，應儘速諮詢醫師或與癌症個管師聯絡。

目前，轉移性腎細胞癌的治療，以聯合療法（combination therapy）為主軸，免疫治療為主，搭配標靶治療，少數是單用標靶治療。標靶治療的效果，通常反應較快，像「快速打擊部隊」，據研究指出，早期癌體積縮小幅度，大多可以反映其療效；免疫治療，通常療效較慢，但一旦有效，可以維持較長久的續航力。至於該如何搭配也是學問，是應該選擇免疫治療加免疫治療 IO+IO，還是免疫治療加上標靶治療 IO+TKI？學者認為，如果腫瘤較大、壓迫症狀明顯，希望儘速改善壓迫症狀，宜選擇免疫治療加上標靶治療 IO+TKI；如果是含 sarcomatoid（類肉瘤，這類癌細胞惡性度極高）成份的腎細胞癌，可以考慮使用兩種免疫治療藥物加成療效 IO+IO；如果轉移到腦、骨頭、肝臟，考量治療機轉關係，則可以考慮選擇不同成份的 TKI 標靶治療藥物。但礙於國內健保規範，國內目前並不給付聯合療法，藥物的使用順序，建議跟醫師詳細討論，如何能讓病人接受持續與長久的治療，才是王道。

腎細胞癌標靶治療的常見不良反應

腎細胞癌可以透過手術治療，但針對晚期或轉移性腎細胞癌，則需要輔以藥物治療，包括標靶藥物與免疫療法，此外，標靶治療也適用於高復發風險腎細胞癌的成人病人腎切除後的輔助治療。在標靶治療部分，無論是傳統或新的標靶藥物，都可能在治療開始後，出現全身性的腹瀉、噁心、疲倦、肢端紅腫、高血壓等常見不良反應，主要差異在於個別嚴重程度，但大部分不良反應均為第一、二級，症狀通常會隨著治療時間的增加而逐漸減緩，或在治療停藥時獲得改善。建議在進行標靶治療時，病患應仔細觀察自身是否出現副作用的症狀，不良反應嚴重程度分級的主要標準在於「對生活品質照護影響的程度」與「是否需採取適當/緊急的醫療措施」，從第一至第二級的輕微與中度不適，到第三至第四級的需支持照護及適當醫療措施介入。病患需要適時的與醫師溝通自身狀況，並針對不良反應的嚴重程度，採取適當的預防與處置；醫師則可針對病患個人的安全性與耐受度，來決定是否停藥、調整劑量、頻次或換藥等最適合的處置方式。（表4）

標靶治療藥物酪胺酸激酶抑制劑（TKI）在臨床上常見的特有不良反應包括：

甲狀腺功能異常

可能會有疲倦、厭食、水腫、體液滯留及畏寒等症狀

預防與處置建議

- 治療前，視症狀每三個月追蹤甲狀腺相關荷爾蒙指數
- 通常不需要改變標靶治療藥物，建議補充甲狀腺素

口腔問題

味覺改變、口腔黏膜變得較為敏感或口腔炎等

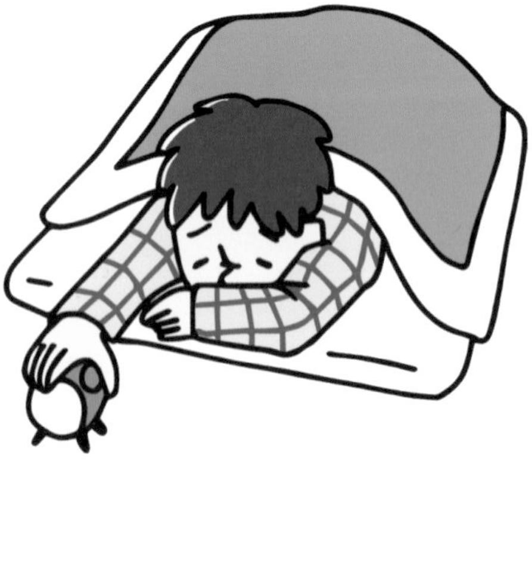

表 4：不良反應分級與治療調整處置

不良反應級別	症狀嚴重程度	治療藥物處置調整
第一級	•無症狀或症狀輕微，可耐受且易於緩解與管理 •不需要醫療措施介入	通常不需要調整藥物劑量 可考慮增加支持性照護
第二級	•中度不適與疼痛 •病患的日常生活活動受到影響與限制，無法透過飲食、生活型態調整與支持性照護來緩解 •可透過調整既有醫療措施來管理維持	中斷治療，直至不良反應緩解至小於或等於一級。 可增加支持性照護
第三級不良反應（排除臨床上無關的檢驗異常）	•重度不適與疼痛 •病患自我照顧能力受限，無法進行日常生活的自我照護 •需要適當的醫療措施與照護介入	中斷治療，直至不良反應緩解至小於或等於一級。 需增加支持性照護
第四級不良反應（排除臨床上無關的檢驗異常）	•症狀危及生命，需醫療措施介入	中斷治療 進行適當的醫療措施

預防及處置建議

- 避免食用過燙、辛辣、過酸的食物
- 食用較軟的食物，或將食物切成易入口的小塊再食用
- 注意水分補充，可以使用吸管飲用液態食物
- 定時使用較溫和的牙膏清潔口腔
- 避免使用含酒精的漱口水漱口
- 菸鹼酸 (niacin) 及 vitamin A 有助減輕味覺異常的症狀
- 嚴重潰瘍時建議延後服藥治療二到三天

高血壓

為常見的藥物副作用，治療晚期腎細胞癌與腎細胞癌輔助治療的病人中，百分之二十九的病人會有高血壓症狀。標準高血壓的標準為收縮壓 120~139 mmHg 或舒張壓 80~89mmHg。

預防及處置建議

- 自行測量血壓，至少每週測量一次，且使用同一儀器測量血壓，以避免產生偏差。

- 生活習慣調整：避免攝取菸酒；避免高鹽、高油、高糖飲食；適當運動。
- 選擇不會影響或抑制標靶藥物抗血管新生的療效最小的降血壓藥物，妥善控制血壓，以避免出血等不良反應症狀。

皮膚問題

皮疹、紅斑、斑狀丘疹(maculopapularrash)、脂漏性皮膚炎(seborrheic dermatitis)。

預防及處置建議

- 盥洗時水溫避免過熱，且盥洗時間不宜太長
- 使用溫和的肥皂清潔
- 使用止癢配方或抗頭皮屑的洗髮精，避免皮膚乾燥
- 盥洗後及睡前使用保濕乳液保持皮膚滋潤，可使用含尿素的乳液
- 外出時需注意防曬以保護皮膚
- 穿著寬鬆的棉質衣物，避免刺激皮膚
- 較嚴重時可給予類固醇藥膏

腸胃道

腹瀉、噁心、厭食。腹瀉是指排便次數增加、水便、稀便，導致脫水的情況，嚴重者可能造成腸道穿孔或形成瘻管。

預防及處置建議

- 避免食用辛辣與醃製油炸食品、酒精、咖啡因、高脂肪及高纖維食物
- 多攝取容易消化的食物，如：香蕉、米飯、蘋果、吐司
- 補充足夠水分，但每次量不應過多，避免在用餐時及餐後一小時內喝過多的湯水。
- 確認厭食原因，必要時給予促進食慾的藥。
- 少量多餐，多攝取液體食物。
- 藥物使用：必要時給予止吐劑緩和病人噁心嘔吐的症狀；給予止瀉藥控制腹瀉。

手足症候群

常見症狀包含：手掌與腳底出現紅疹、水腫，伴隨刺痛、灼燒或

麻木感，甚至脫皮的現象，有時也會發生在腳跟、手指或腳趾尖、關節或彎曲處，更嚴重時會出現水泡、過度角質化、龜裂，或皮膚對溫度敏感而無法耐受太高或太低的溫度等。

預防及處置建議

- 避免摩擦皮膚、過度運動、壓迫患部與避免高溫接觸
- 定期做全身性的皮膚檢查
- 使用凡士林或含有維他命A、尿素的保濕乳液於手足部
- 以溫涼的水清潔，水溫不宜過熱，可用硫酸鎂水溶液浸泡患部，緩和不適感
- 以適當工具清理水泡、修剪脫皮部位，切勿過分修剪，修剪工具也必須清潔以防感染
- 穿戴厚的棉質手套或襪子保護手足
- 適時給予皮質類固醇藥膏，但不宜長期持續使用
- 配合3C守則以緩和手足症候群所帶來的不適（圖13）

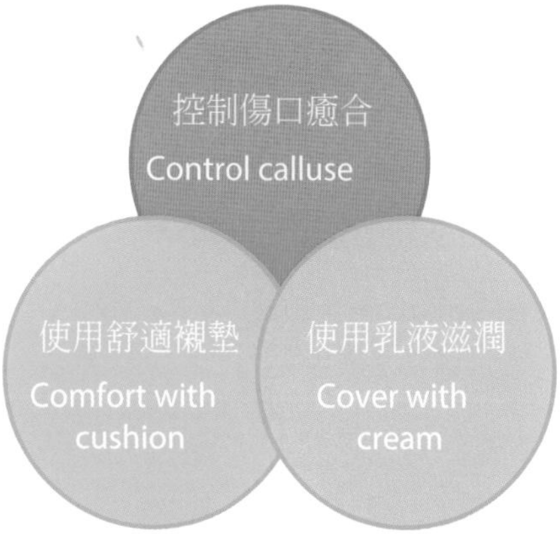

圖 13： 配合 3C 守則以緩和手足症候群所帶來的不適

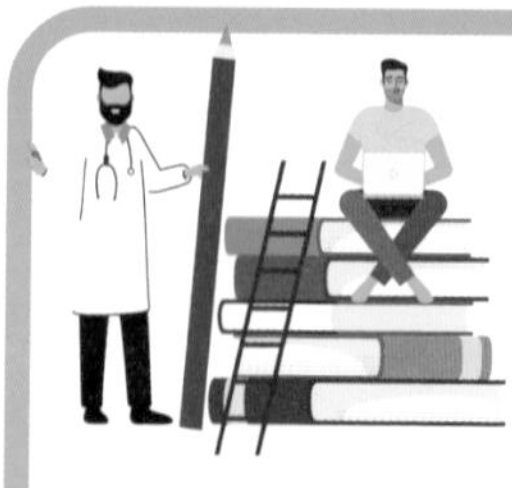

醫學小百科

標靶治療，也可能造成血液相關問題（貧血、嗜中性白血球低下、血小板低下、淋巴球低下等）、出血、肝毒性、傷口癒合不良、少數產生心臟發炎 / 衰竭、胰臟炎、腎炎等，及其它罕見不良反應。根據研究顯示，如果產生不良反應，也表示藥物血液中治療濃度足夠，同時也有較好的結果。不良反應的產生因病患體質而異，一定要定期門診追蹤，一旦有以上症狀，請盡快跟癌症個管師、主治醫師聯絡，採取必要的處置。

病人共享決策要點

過去沒有微創手術發展的時代，腎細胞癌的治療方式為整顆腎臟切除（若是泌尿上皮癌，則連同輸尿管等可能發生腫瘤細胞的器官組織都得移除），現在整顆腎臟切除的觀念已改變，為將腫瘤細胞清除乾淨為目標，盡量保留腎功能。通常在決定手術方式時，還需考量麻醉風險等，此外，一些耗材需要自費選用，對病家來說不啻為另一項負擔，醫療團隊需細心提供完整資訊，與患者一起找尋適合的方案。也或者病況允許下，考慮以其他方式替代。

已經發生癌細胞遠端轉移的病人，手術就變成緩解性的處理方法，專業術語稱為減積手術（cytoreduction），盡可能切除原發腫瘤外，同時也切除已轉移的病灶（metastasectomy），再接受全身性藥物治療。而腎細胞癌若侵犯到鄰近組織，那麼也無法做減積手術，被視為無法進行單純手術的患者，只能使用全身性藥物治療如標靶治療、免疫治療，少數病患在進行標靶與免疫治療後，使得腫瘤縮小，而可以進行手術。不過，有些標靶治療藥物也會產生嚴重程度不一的不良反應，因此藥物服用療程須用藥一段時間後停藥休息，再繼續，也可調整用藥劑量與頻次，讓病患可以接受，持續維持治療，達到疾病控制的目的。

泌尿上皮癌（腎盂癌、輸尿管癌、膀胱癌）

範圍廣泛且易復發

本章節前文提及，人體的泌尿系統包括腎臟、膀胱、輸尿管與尿道，主要功能為製造尿液、排泄廢物、維持血液酸鹼值及電解質的平衡等重要功能，而泌尿上皮組織則遍佈於泌尿系統各器官上，從腎盂、輸尿管、膀胱到尿道，泌尿上皮組織主要負責隔絕

圖 14：泌尿上皮癌圖解：腎盂癌、輸尿管癌與膀胱癌

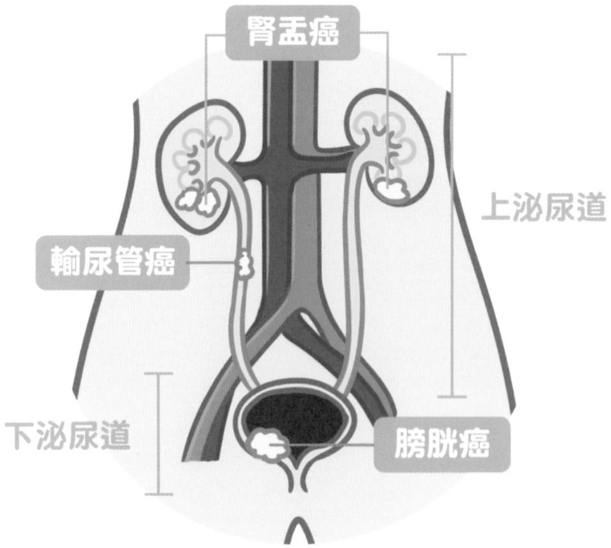

尿液與保護泌尿道中的器官，而泌尿上皮癌就是由這層泌尿上皮細胞癌化的惡性腫瘤，根據長在不同泌尿器官上的惡性腫瘤，就會導致不同名稱的癌症，包括出現在上泌尿道中的腎盂癌與輸尿管癌（統稱上泌尿道泌尿上皮癌，Upper tract urothelial carcinoma, UTUC），與下泌尿道中的膀胱癌。（圖14）

泌尿上皮癌在西方國家好發於六十至七十歲的老年男性，近年來有增加的趨勢，其發生位置可能侷限在內壁，也可能侵犯到肌肉層、器官外或轉移至身體其他部位。在西方國家中，膀胱癌的

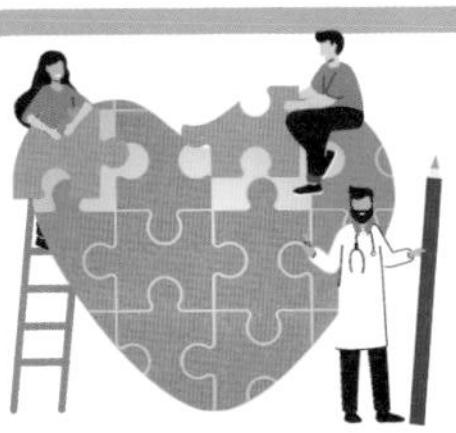

良醫診間

六十多歲的謝先生，抽煙抽了三十多年，到門診時已發現右側腎臟有腫瘤，診斷為泌尿上皮癌，切除右腎後進行化學治療，恢復狀況很好，當時出院時還與醫療團隊開心慶賀。謝先生術後也戒了菸，大約五年後，他回到門診檢查，提起自己覺得「膀胱怪怪的」，不確定是不是感染。檢查之後，發現左邊輸尿管輕度水腫、膀胱有腫瘤細胞，於是進行內視鏡手術將膀胱腫瘤刮除以及輸尿管鏡雷射腫瘤燒灼術，搭配腎盂內卡介苗灌注治療，定期追蹤兩年內，沒有復發跡象，也保留住了左側腎臟，免於洗腎的後果。

比例較高，臺灣相比之下較低，但也有一定的病例數。這些癌症若能早期發現，通常容易治療，但麻煩的是復發率高，所以預後需病患高度配合醫療方針，密切追蹤。

抽菸，是所有泌尿道癌症的危險因子，抽二手菸也算，就算戒菸，菸害的影響力也至少十年以上，癮君子不得不慎。此外，臺灣的罹病族群資料中顯示，接觸馬兜鈴酸的患者罹患泌尿上皮癌的機率較高，可能與長期服用來路不明的中草藥中含有馬兜鈴酸有關，積存尿液與排泄會損傷泌尿系統，增加負擔，就容易生成腫瘤細胞。臺灣在五零年代至六零年代曾經在臺南、嘉義一帶盛行烏腳病，是由於地下水中含砷的慢性中毒案例。而長期處在接觸含砷等重金屬環境下，容易提高泌尿上皮癌的機率，膀胱、腎臟、輸尿管、尿道以及攝護腺這幾類癌症也都與重金屬毒性長期在體內累積有關。

在臺灣的統計當中，發現另有一特殊情況，那就是上泌尿道（腎盂、輸尿管）泌尿上皮癌的女性患者較多，但與性別的確切連結性醫界並不清楚，也未有更多的科學證據，這與西方國家男性患者比例較高不同，約為女性的兩至三倍。再以存活率來看，臺灣的資料中男性卻比女性低，意即男性雖然發生率較低，但是存活情況較差，原因也尚待更多研究方能釐清。

腎盂癌與輸尿管癌

高風險族群與危險因子

抽菸是上泌尿道上皮癌重要的危險因子，另外，工業染料、溶劑，特殊顯影劑和止痛藥的過度使用，馬兜鈴酸、砷的接觸與長期暴露，也可能導致泌尿上皮癌症發生，罕見的少數病例為林奇症候群（Lynch

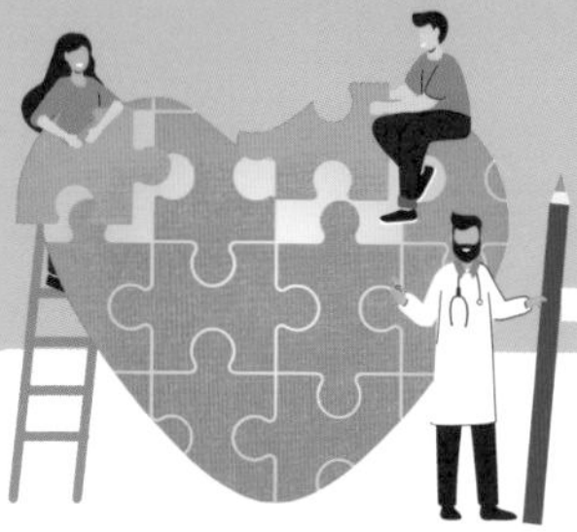

良醫診間

經過腎臟移植患者，得到泌尿上皮癌要怎麼治療？三十九歲的病患林小姐在三年前因腎功能不好長期洗腎，在中國接受右腎移植手術，回臺灣靜養時，偶爾出現血尿卻不以為意。在醫院追蹤情況下有調整藥物，但沒有發現造成血尿情況的異常原因。沒想到兩、三年後，出血愈來愈嚴重，到泌尿科檢查，診斷下才知道左側原來的輸尿管發生泌尿上皮癌。腎臟移植後對於原先的腎臟輸尿管多半不會多做處理，仰賴新的、移植進入體內的腎臟運作，但林小姐發現輸尿管癌時已是第三期，腫瘤細胞已蔓延至外層，手術後準備接受後續治療。

原先醫療團隊建議林小姐術後進行化學治療，但她擔心全身性的藥物作用會影響新的腎臟運作功能，所以只接受放射線治療。原本控制的不錯，但隔了兩、三年，右側舊的（萎縮）腎臟發現癌細胞，於是又準備手術切除。新的治療問題是移植腎、輸尿管與原有的右腎、輸尿管太過沾黏貼近，手術難度極高，當切除原有右腎及輸尿管時，不免傷及移植腎的輸尿管，所幸手術順利完成。之後，透過免疫抑制藥物的調整更換及密切追蹤，林小姐的泌尿上皮癌就沒再復發，目前持續追蹤已十多年，病況總算穩定下來。

syndrome）的基因突變，引發癌細胞增長。提醒若有無痛性血尿出現，宜盡早就醫檢查、利用影像學檢查都有機會早期發現。

許多民眾誤以為吃藥或保健食品可以保護泌尿系統，但有些來路不明的中草藥在使用上需要特別小心、極力避免，正確的觀念反而是「不要亂吃才能保護身體健康」。愈來愈多的研究證據顯示，長期使用來路不明的藥物會造成慢性中毒，使得體內抑癌基因突變，身體失去自我調控能力。身體內的細胞在每日正常運作下，其實具備自我修復能力，但是毒化或者環境中長期接觸會造成不良機轉的有害物質，掌管體內過濾功能的泌尿系統就非常容易出現癌化細胞。一九九三年，比利時約有一百名女性使用含馬兜鈴酸草藥進行減肥治療，導致腎臟衰竭，很多人後來甚至併發膀胱及泌尿道癌症；以及多年前，巴爾幹半島曾爆發腎臟病流行（巴爾幹腎病變），後來也證實是含馬兜鈴酸的草藥造成的。

此外，慢性腎病變、洗腎病患，或腎臟移植手術患者，也是上泌尿道泌尿上皮癌的高危險族群，在台灣，以女性居多（男女比約二比三），且常有中草藥接觸史，一至兩成病患可能合併膀胱泌尿上皮癌。因此，腎功能不好或器官移植後，須定期尿液、影像追蹤檢查，以早期發現惡性病灶、早期治療。

案例中的林小姐推測是因為換腎後必須長期使用免疫抑制劑，所以罹患泌尿上皮癌的機率增加，從研究資料看來，換腎者終其一生有百分之八至九的機率罹癌，其中女性更是容易好發的族群。不過免疫抑制劑種類對於腫瘤細胞的生長影響，目前並沒有精確的研究資料可說明，提醒正在使用這類藥物的患者，若有任何症狀或是身體出現不適情況時，應盡快回診、就醫，尋找替代治療方案。

如何檢查、發現與診斷

腎盂癌與輸尿管癌統稱「上泌尿道」泌尿上皮癌，多半沒有早期症狀，只有少部分患者出現顯微性或巨觀性血尿，如果沒有特別作檢查，並不容易發現。等到疼痛、腰痠或摸到腫塊，通常已是轉移案例，是很容易被忽略的疾病。西方國家的上泌尿道泌尿上皮癌占比非常低，不到一成，臺灣案例數卻很多，大約占三至四成，且臺灣病例好發於女性。

症狀以血尿最為常見，若不定期檢驗尿液，可從顯微鏡下看出是否有紅血球，雖然有可能是尿道結石、腎臟結石，但也可能是癌症，所以盡早做檢查仍有必要。

影像檢查如尿路攝影，或逆行性腎盂攝影，可在醫師建議下進行。靜脈注射泌尿系統攝影檢查（IVP）是注射水溶性顯影劑經由靜脈進入，使腎盂、輸尿管、膀胱顯影。逆行性腎盂攝影則是從膀胱置入導管往上到輸尿管、腎盂，將顯影劑灌入顯影，從影像判斷缺口處可能即為腫瘤細胞生長處。電腦斷層的影像學診斷則更精準快速，且不需特別準備，病人較不會有不舒適感，因此為主要檢查、診斷工具。

圖 15：上泌尿道（腎盂、輸尿管）泌尿上皮癌分期

腫瘤

T category	標準
TX	原發病灶無法評估
T0	無明顯原發病灶
Ta	乳突型非侵犯性癌症
Tis	原位癌
T1	癌細胞侵犯到表皮下結締組織
T2	癌細胞侵犯到肌肉層
T3	腎盂癌：癌細胞侵犯到腎盂旁脂肪或侵犯到腎實質 輸尿管癌：癌細胞侵犯到輸尿管旁脂肪
T4	癌細胞侵犯到鄰近器官或貫穿腎臟至腎旁脂肪

淋巴結

N category	標準
NX	區域性淋巴結無法評估
N0	無淋巴結轉移
N1	單一淋巴結轉移且最長徑小於等於2公分
N2	單一淋巴結轉移但最長徑大於2公分或多個淋巴結轉移

遠處轉移

M category	標準
M0	無遠端轉移
M1	有遠端轉移

上泌尿道（腎盂、輸尿管）泌尿上皮癌UTUC（Upper Tract Urothelial Carcinoma）的疾病分期，也是依照TNM (tumor, node, metastasis)系統（表5、圖15），再歸類為I、II、III、IV期，依照期別不同、風險度高低，而有不同的治療方式。所謂低度風險的UTUC，根據歐洲泌尿科醫學會定義，是指：單一病灶、病灶小於兩公分、高級別（high grade）癌細胞檢測呈現陰性、輸尿管鏡病理切片呈現低級別（low grade）癌細胞、且電腦斷層並沒看到侵犯性病灶，以上五點均符合才算低風險；高度風險UTUC則是有以下任何一點就是：多發性病灶、病灶大於等於二公分、細胞學檢測為高級別癌細胞、輸尿管鏡病理切片呈現高級別癌細胞，電腦斷層呈現局部侵犯現象，腎水腫，先前因高級別膀胱癌而接受膀胱根除手術，或其他細胞型態癌症。

表5：TNM分期系統

期別	TNM
0a	TaN0M0
0is	TisN0M0
I	T1N0M0
II	T2N0M0
III	T3N0M0
IV	T4N0M0; 任何T, N1M0; 任何T, N2M0; 任何T, 任何N, M1

手術治療以保留器官功能為趨勢

目前上泌尿道早期泌尿上皮癌的手術治療方式有朝器官（腎臟）保留的趨勢，過去的觀念為即便腫瘤僅有一公分，也會將整個腎臟、輸尿管切除。但在近二、三十年間的臨床醫學實務上，越來越多醫師挑戰這個觀念，不少醫師覺得採取腎臟、輸尿管切除手術的方式也許太「過火」了，標準治療方法在經過觀念的改變、科技儀器設備的研發精進、技術的演進，以及實證醫學的佐證下，慢慢翻轉了治療思維，醫師們反思對病人更好的處理方式，也才會有新的治療模式出現。

此類癌症的特性為多發性，有時集體細胞病變、有時發生的部位有時間差，對於較嚴重病患，通常會同時切除該側的腎臟及輸尿管，並將化學治療提前至手術前使用，較能將癌細胞清除乾淨。這種方式稱為前置式（手術前）輔助性化學治療/先導型化學治療（Neoadjuvant (Preoperative / Induction) chemotherapy）。

低風險癌症，手術趨勢為腎臟器官保留

根據歐美最新的治療指引，低風險的上泌尿道泌尿上皮癌UTCC，在特殊考量下，可考慮腎臟保留手術（Nephron-sparing 或 Kidney-sparing surgery），保留越多腎功能，可以減少日後因腎臟功能衰退而衍生的心血管疾病，其做法包括用（軟式）輸尿管鏡做腫瘤刮除或燒除（目前多使用雷射汽化燒灼）（圖16 & 16－1）；如果病灶在腎盂、腎盞，也有醫師選用經皮膚腎

圖 16

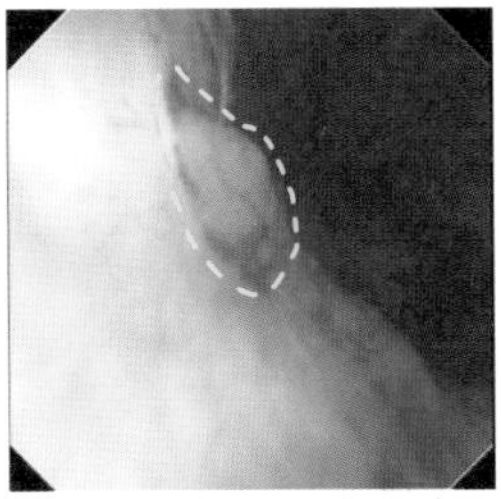
單一輸尿管泌尿上皮癌

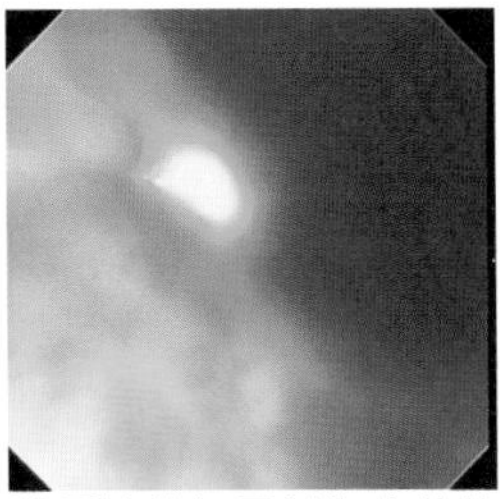
輸尿管鏡銩雷射汽化燒灼

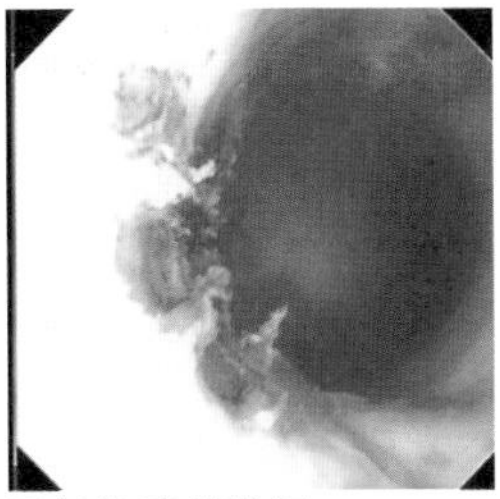
雷射治療後狀況

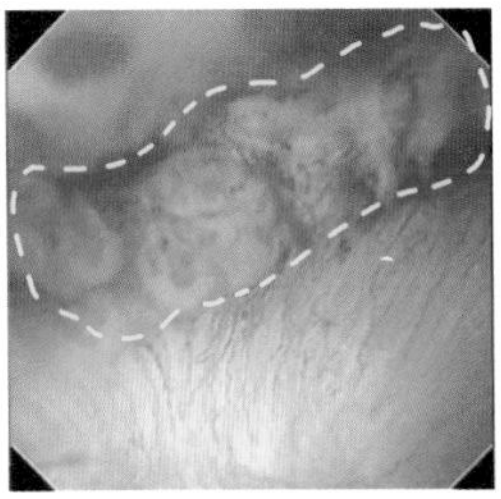
腎盞泌尿上皮癌復發

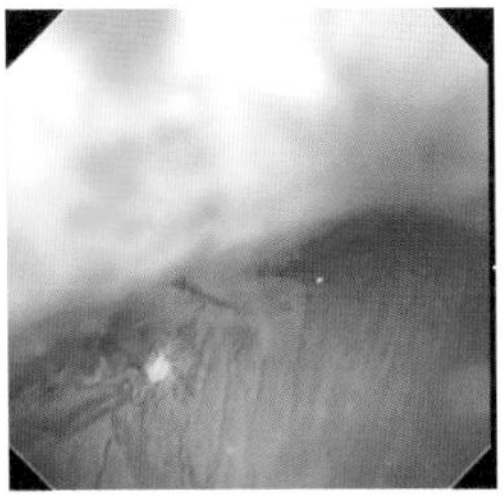
軟式輸尿管鏡銩雷射氣化燒灼

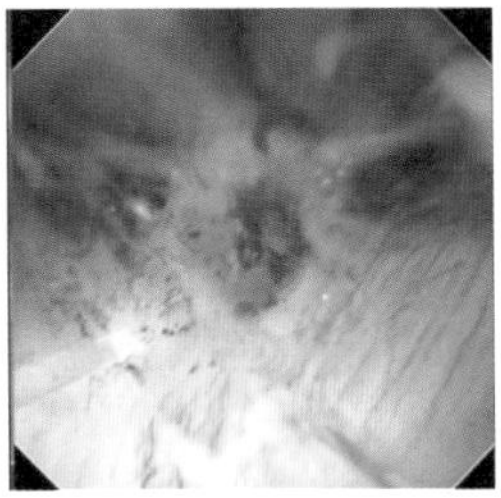
輸尿管鏡雷射氣化燒灼後

臟造瘻管（PCN）做腫瘤刮除或燒除（但有癌細胞沿著腎臟造瘻管腔擴散的疑慮）；如果是輸尿管病灶，可將病灶段輸尿管切除，再重新吻合；如果切除的是下段輸尿管，可將殘存的中上段輸尿管與膀胱做吻合；如果病灶微小，也有醫師直接只用化學藥物灌注消融。由於上泌尿道上皮癌 UTUC 的多發性性質，採用腎臟保留

圖 16-1 軟式輸尿管鏡 VS 硬式輸尿管鏡圖片

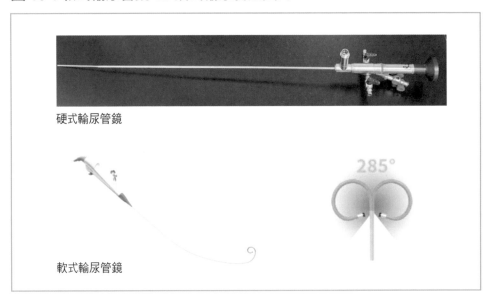

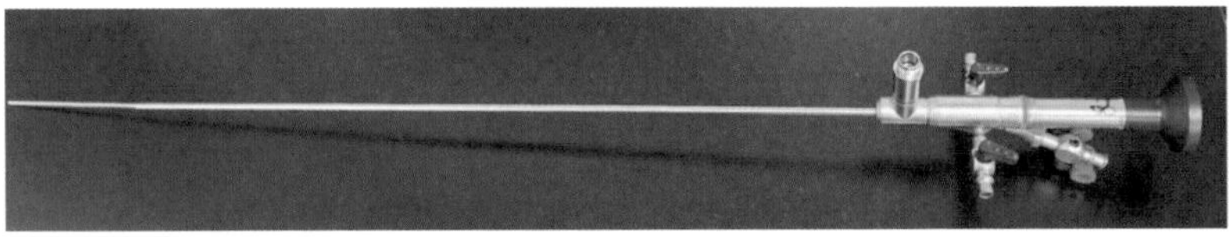

硬式輸尿管鏡

軟式輸尿管鏡

手術的病患，必須有很好的配合度，術前要經過嚴密評估、詳細討論、術後需定期追蹤檢查，包括影像（電腦斷層）以及膀胱鏡、輸尿管鏡檢查。

目前，除了早期、小的、單一病灶、分化較好的泌尿上皮癌外，當患者只剩下一顆腎臟、雙側都有腫瘤、腎功能極度不好，經與病患分析討論，都可以是腎臟保留治療的對象。就算一開始就將腎臟與輸尿管全切除，對側發生的機率仍有百分之二至四，醫師必須考量是否一定要切除腎與輸尿管？不能保留腎臟的實質體嗎？臨床醫師從治療之初，就必須要替病人做全面性的考量。

依照病人個別情況（如小的復發病灶或疑似癌細胞殘留），有些患者可以先進行雷射汽化燒灼，再做腎盂內化學藥物或卡介苗（BCG）灌注治療，將殘餘癌細胞清除，以盡量保留整體的腎功能。至於較嚴重的患者仍建議接受手術切除，所以術前要經過嚴密評估、治療後需要密切追蹤，患者的追蹤配合度要高。

腎盂藥物灌注圖示。雙 J 導管，因導管前頭是彎勾起來的，像英文字母的 J，因此為名。

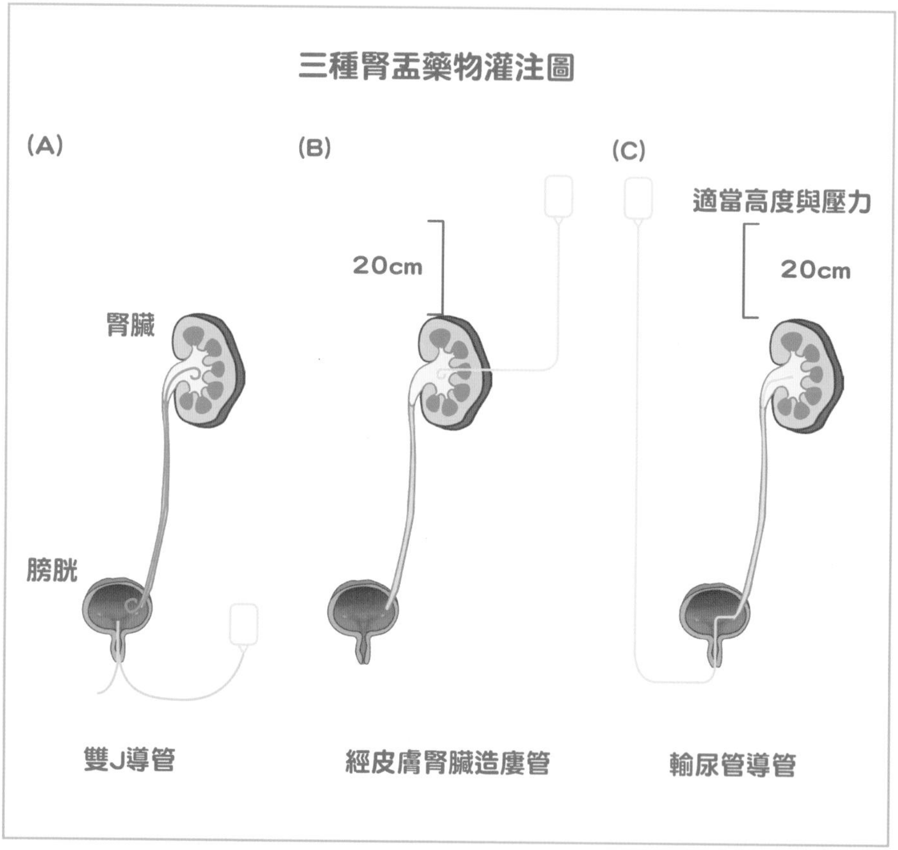

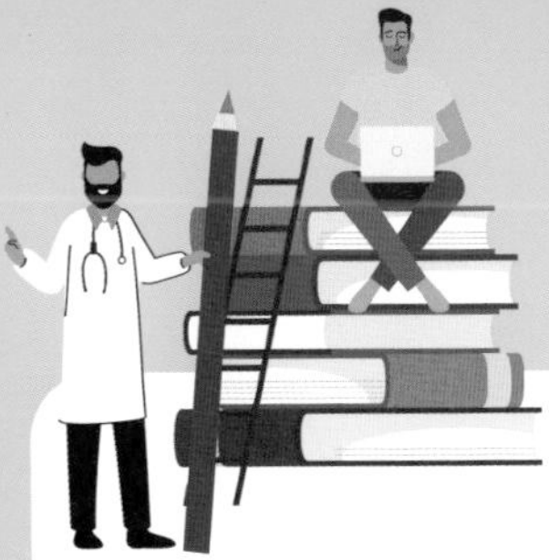

醫學小百科

腎盂內藥物灌注治療，目的是將現有或腎臟保留治療後殘存的癌細胞消滅，或是預防其復發。目前的做法是比照膀胱藥物灌注治療，每週一次、連續六～八週，之後每月追加一次到一年（因尚無共識，療程可能因醫院而有差別）。文獻上報導的操作方式大致歸類成三種：其一是留置雙 J 導管，從膀胱內灌藥，藉由膀胱輸尿管逆流，讓藥物逆流作用到輸尿管、腎盂；其二是留置經皮膚腎造瘻管（PCN），將藥物經 PCN 灌入腎盂，順流而下膀胱；其三是逆行性放置輸尿管導管（ureteral catheter），藥物藉此導管滴入腎盂，再順流而下膀胱。以高雄榮民總醫院為例，主要採取第三種灌藥方式，因為方法一藉由逆流的效果讓藥物到達腎盂，概率很低，療效不可靠；方法二中病人留置 PCN 會造成日常生活不便，也有癌細胞擴散的風險；方法三則是醫師較不便，病人只需在無痛麻醉下，經膀胱鏡放置輸尿管導管，藥物慢慢滴注約一小時，拔除導管即可離院，對病人較為友善，且療效較理想可靠。根據高雄榮總針對十位腎功能不好或不願意接受腎輸尿管切除手術的上泌尿道上皮癌病患以第三種方式灌藥治療，病人耐受性好，追蹤療效也良好。

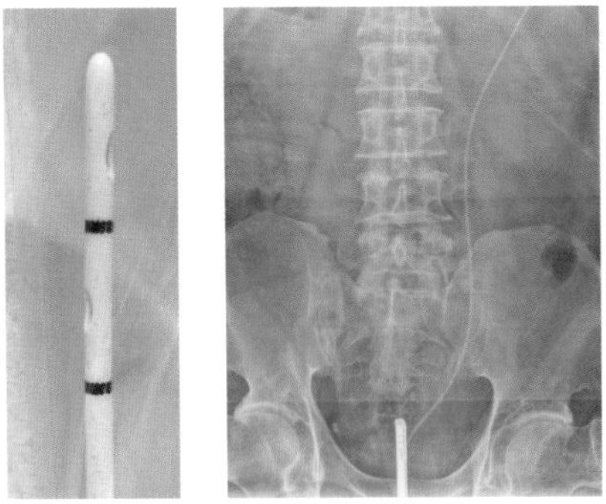

留置輸尿管導管的
X 光影片

師考量病患症狀與需求，將術後化療改為定期追蹤，並建議病患盡量遠離二手菸、維持健康的生活環境，維持一年多尚未發現癌症復發跡象。

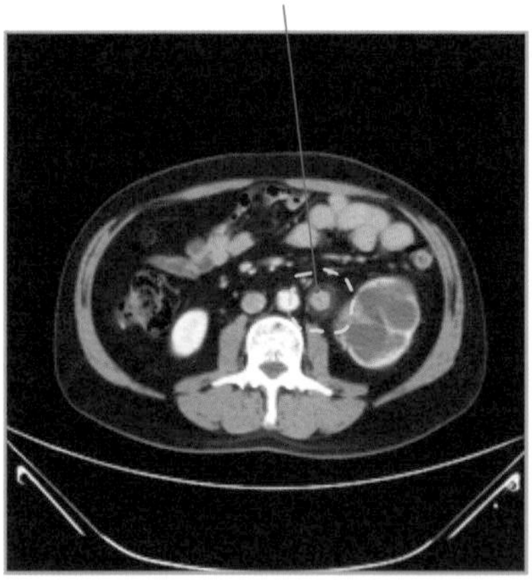

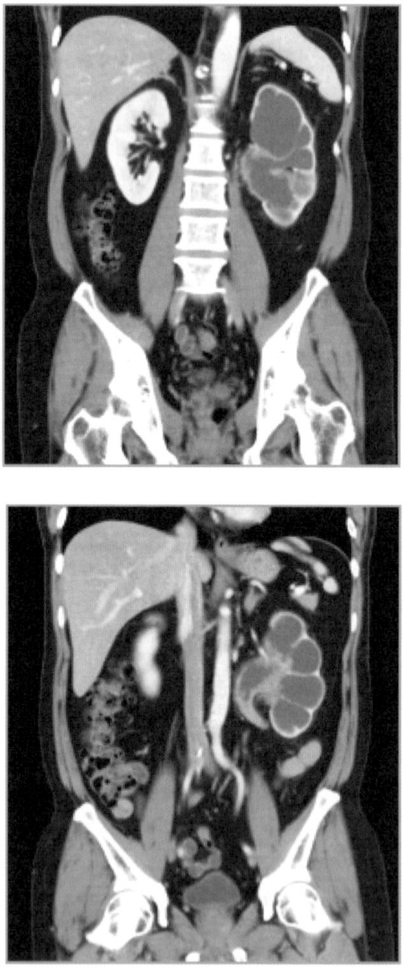

CT 縱切面：左側腎盂、輸尿管泌尿上皮癌，由於腫瘤阻塞輸尿管，造成左腎嚴重水腫，腎實質變得很薄，並幾乎喪失左側腎功能

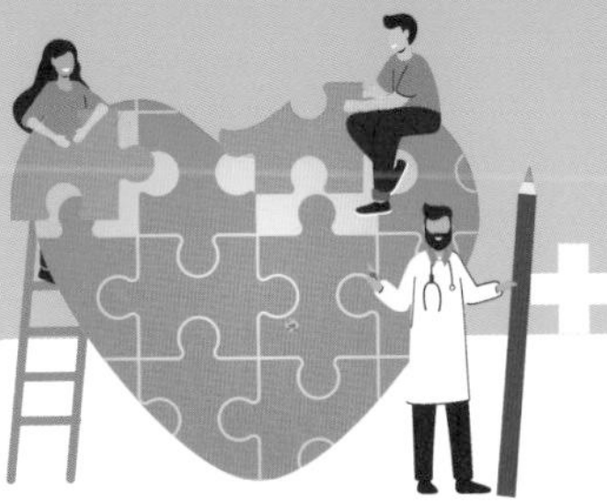

良醫診間

五十多歲陳先生，因為斷斷續續血尿已經兩個多月，並感到左後背痠痛，到診所求診，超音波檢查發現左腎水腫，因此轉診到醫學中心做詳細檢查，電腦斷層檢查發現左腎水腫，疑似腎盂和上段輸尿管腫瘤阻塞造成，於是安排住院做輸尿管鏡檢查，切片證實是泌尿上皮癌。經與病人及家屬分析討論後，病人決定接受機械手臂輔助左腎輸尿管切除手術，最終病理報告顯示為第二期泌尿上皮癌，因此原本建議病患術後接受全身性化學治療，但陳先生擔心化學治療的副作用，醫

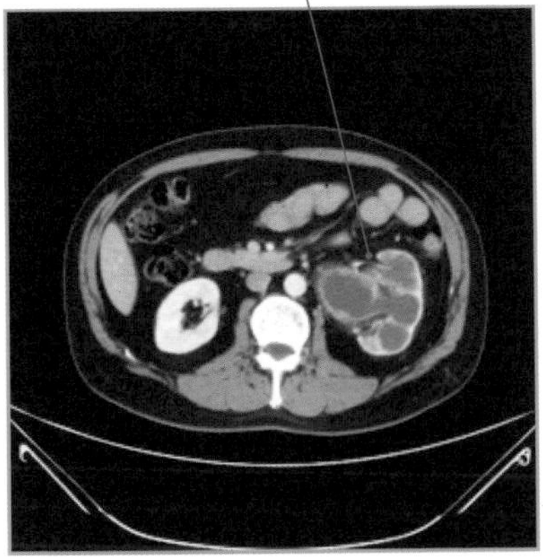

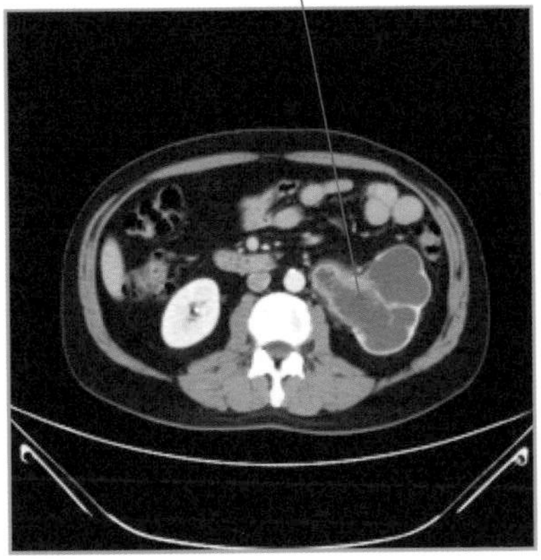

CT 橫切面：左側腎盂、輸尿管泌尿上皮癌，由於腫瘤阻塞輸尿管，造成左腎嚴重水腫，腎實質變得很薄，並幾乎喪失左側腎功能。

上泌尿道上皮細胞癌早期通常沒有症狀，可能有顯微性血尿，必須做小便檢驗才能發現，隨著腫瘤逐漸長大，出血的頻率可能增加，時而產生巨觀性血尿，但通常斷斷續續，病人常因血尿停止，以為好了，而忽略其嚴重性，當腫瘤長得夠大，完全阻塞了輸尿管，反而不見得有明顯血尿，但腎實質會逐漸變薄，該側的腎功能會喪失。案例中陳先生還好因為腰痛及斷續血尿等症狀警醒而就醫檢查，核子醫學腎功能檢查也確認左腎功能殘存不多。陳先生屬於高度風險 UTUC，根據治療指引，標準的治療選項為左腎輸尿管全切除，再根據病理報告結果，選擇是否做術後輔助性治療（化學治療與放射線治療）。陳先生屬病理第二期病灶，理應接受輔助性化學治療，但也有病患雖沒接受化學治療卻也安然無事，但必須密切追蹤檢查。

另一案例為家中開中藥行的五十四歲男性患者，罹患膀胱癌之後又發生輸尿管癌症，刮除膀胱腫瘤後，又將該側腎臟及輸尿管切除。因腎盂、輸尿管、膀胱的表皮都屬泌尿上皮，追蹤過程中，在不同部位復發並不罕見。根據文獻，一般而言，上泌尿道泌尿上皮癌有三至五成病患可能在膀胱復發，百分之二至四則可能在對側上泌尿道復發；而膀胱原發的泌尿上皮癌在上泌尿道復發的機會極低（不到百分之二）。但這位男性病患，由於長期接觸中草藥，上泌尿道癌症復發的機率比一般人高，因此是否做預防性對側腎、輸尿管切除，又一旦雙側腎臟、輸尿管都切除，是否意味著膀胱也應一併切除？或是除非考慮日後接受腎臟移植（需五年癌症沒有復發）而保留膀胱，否則也會一併切除。這些狀況跟處置，都需要與醫師詳細討論後共同決定。

保留腎臟的手術治療方式，需病人高度配合

對於小的、表淺、單一病灶、低惡性度的上泌尿道泌尿上皮癌患者，可考慮腎元保留手術（如軟式輸尿管鏡雷射手術），再接受腎盂、輸尿管「灌藥」治療，而不切除腎臟、輸尿管。較適當的作法為逆行性從輸尿管放導管進入腎盂，接上幫浦，將治療藥物滴入，一種是毒殺癌細胞的化療藥物，另一種是減毒的結核菌疫苗（即卡介苗，具局部免疫作用），藥物從腎盂順流而入輸尿管、膀胱，將導管留置後病

人頭低腳高，慢慢將藥物滴完，大約維持一小時，每週一次，連續進行六至八次，之後，每個月一次，直至一年。期間，每三個月追蹤檢查一次，檢查最好以軟式輸尿管鏡為之，病人需上麻醉、較耗時，萬一病患不配合侵入性檢查或延誤追蹤時機，仍有極高的復發可能性。不過檢查所需使用的軟式輸尿管鏡，為拋棄式耗材，價格較昂貴，這也是有經濟壓力的人需要多加考量之處。

曾經有位不願接受手術的男性病患，因為無法密切配合定期追蹤檢查，結果不斷復發，仍無法避免開刀切除腎臟、輸尿管的命運。因癌細胞已侵犯到輸尿管外圍組織，術後需再加做化療，病人還是不願意，一直等到癌細胞轉移至肺部，病情變得棘手，病人只能接受化療以及免疫治療，既沒有保留腎臟、花費更高，也造成病情更複雜。

免疫療法多應用於轉移性治療

免疫療法在上泌尿道上皮癌的治療角色，仍有待定位，目前仍不是一線用藥的考量，當病患不適合化學治療時，才會用於一線治療，因為藥物特性，以及膀胱癌的治療研究經驗，放在後續的維持治療較佳。觀念上好比先讓化療打頭陣，接著進行手術，再考慮是否再加上免疫治療，這是此類癌症目前較常見的治療方案。化學治療的使用在臺灣的統計資料中可知，上泌尿道上皮癌手術患者中約有一半須搭配化療作為輔助療法，無論是順鉑（cisplatin）或是卡鉑（carboplatin），都需視腎臟功能而定。但通常患者的腎臟功能原本多少就有損傷，所以愈早期發現、以手術方

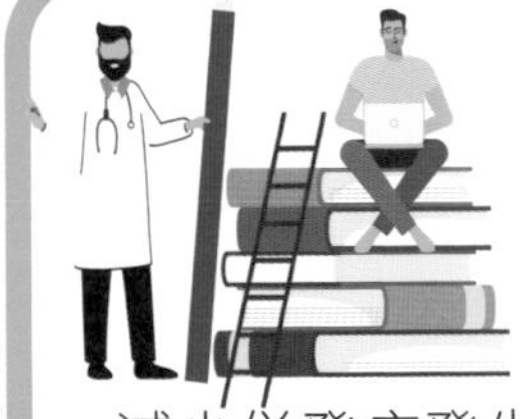

醫學小百科

現在的癌症手術治療觀念與趨勢，已朝向盡量保留器官功能，開刀過程降低侵襲度、減少併發症發生。以上泌尿道上皮癌為例，有些病患誤以為雙側腎臟切除後就無法洗腎（因為沒有腎，怎麼洗？），殊不知洗腎是「血液透析」，透過洗腎機器將血液中的廢棄物、毒物過濾清除，而不是直接清洗腎臟，這也是大眾既有的錯誤觀念，千萬別誤會了而不願接受手術。

式清除癌細胞，身體也會恢復得比較好。

免疫治療則多用在轉移性病患，但對於反覆復發性的早期、表淺、或是原位癌，經卡介苗（BCG）灌注治療治療無效者，或許也可以考慮；很多 UTUC 的治療，因其與膀胱泌尿上皮癌屬同一型態細胞，泰半會參照膀胱癌的治療模式，但仍待大規模臨床試驗結果來確認。

病人共享決策要點

上泌尿道上皮癌常常是多發性，且復發機率高，可能在膀胱、可能在對側腎臟、輸尿管，在膀胱復發的機率約有三至五成、對側復發機率較低，但也有百分之二至四。萬一復發，那就得一直接受手術，導致腎功能喪失、需要洗腎的境地，但以手術將器官摘除其實只是「眼不見為淨」的做法，現在的癌症治療模式經常面臨兩難的抉擇，有合適的藥物出現，就要做更長遠的規劃與考量，例如器官保留的重要性。

而藥物與手術的整合與搭配方式，則需要臨床經驗，病人多蒐集資料與醫師討論，可以獲得更全面的治療思考選擇。

如同案例中的林小姐，經過腎臟移植之後，接著輸尿管及鄰近器官組織如膀胱也發現癌細胞，所幸後來積極配合手術及免疫抑制劑的調整、治療，縱使在輔助療法上的藥物使用不多，但仍然病況穩定達十餘年，讓林小姐和醫療團隊都很振奮。

此外，家屬的角色扮演相形重要，有時候病人其實已拿定主意，但是家屬的意見會影響病人的最終決定，情緒性的言語不利於病情溝通，建議病患與家屬需多花些時間釐清主要問題及預後需求；醫師則留下時間與討論空間給病家，不需要強勢介入，尊重與接受病患的選擇，才能找出最適合的治療方式。

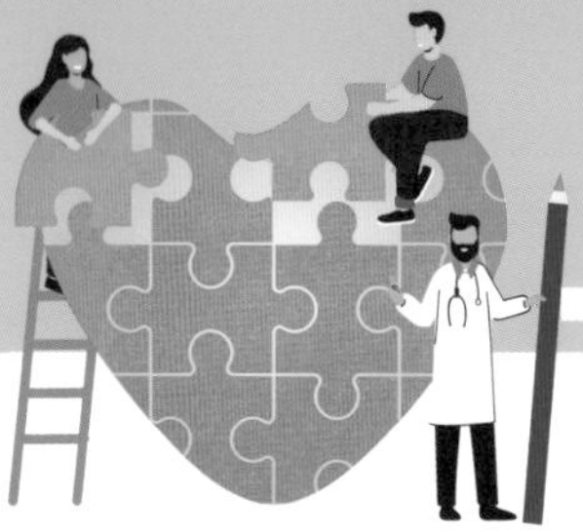

良醫診間

六十八歲的劉先生曾經務農，菸癮很重，年紀大不再耕作之後還是戒不掉吞雲吐霧的「呼吸治療」習慣。最近一個多月以來排出血尿，尿液中伴隨一點鮮紅色，到醫療機構尋求診治。在醫師詢問下才知道這個情況並不是第一次發生，大約半年前就曾經有過鮮紅尿液的狀況，但當時至診所就診拿了藥吃，稍微改善且未有排尿疼痛等其他異狀，便不以為意，認為不是什麼大問題。但是最近這一次再發生血尿情況，並且伴隨有血塊排出，劉先生同樣又去診所拿藥，卻沒有什麼效果，醫師建議還是應至大型醫療院所做進一步詳細檢查。

初步進行腎臟超音波與膀胱鏡。超音波看起來沒有太大問題，但是從膀胱鏡中看到膀胱內有一大顆加上好幾顆小腫瘤，此時高度懷疑罹患膀胱癌，並且也安排腹部電腦斷層查看局部腫瘤的侵犯情形，綜合判斷下決定採行經由經尿道內視鏡膀胱腫瘤刮除術，病理組織檢查確定為膀胱癌。

其中，大顆的腫瘤侵襲至肌肉層；小顆腫瘤則較表淺。依照國際膀胱癌的治療指引，並與病人、家屬進行決策共享的討論，最後決定進行根除性膀胱攝護腺根除術及正位人造膀胱重建手術做徹底治療，目前病況穩定並長期追蹤。

膀胱癌，好發於五十至七十歲的民眾

在臺灣，罹患膀胱癌的男性比例相較於女性略高，抽菸的因素被認為可能是主要原因之一，如案例中的劉先生。不過女性喜歡染頭髮，過於刺激的化學染劑也曾被認為是風險因素之一，不過最近有些研究認為相關不大，因此染髮是否導致泌尿上皮癌的發生需要更多的研究探討。臺灣曾經有過流行病學調查研究，過去盛行在學甲、北門、布袋地區的烏腳病，起因於地下水受到重金屬－砷的污染，受害者會產生周邊血管病變，研究發現流行區域內的居民除了烏腳病之外，罹患膀胱癌的比例也較高。

推估好發年紀，五十歲至七十歲的民眾無論男性或女性，這些污染對於泌尿系統的致癌性不容忽視，只要有出現血尿情況，千萬不可大意，應該盡速就醫做進一步檢查。尤其像劉先生這樣無痛性血尿的案例，不可不慎，醫師曾經詢問劉先生解血尿時是否感到疼痛？無論是半年前發生的那一次或是最近這一次，都不會痛，屬於無痛性血尿，並且至多在活動較劇烈，例如搬運物品的勞動、運動過後，才會排出血尿，更沒有腰痠、發燒等其他感染的情況，若是一開始發生症狀時便提高警覺、早些檢查，也許還有機會可以保留膀胱這個重要器官，不必切除。

膀胱癌的症狀約百分之九十是以血尿方式表現，大部分為無痛性，只有少部分會有疼痛感或不舒服。治療的重要目標之一是查出造成血尿的原因，要提醒的是其他比較少見症狀如久治不癒的頻尿、排尿疼痛，或重複性泌尿道感染，也要特別小心注意，這些不以血尿為主要表現的膀胱癌患者，往往會更嚴重甚至錯過早期發現、早期治療的契機。

另一明顯受到化學物質影響的家族案例，許先生一家人經營鐵工廠廢料處理已三十多年，是家族事業，家中經濟條件很不錯。但是父親、母親以及許先生本人，都已洗腎，三人也罹患膀胱癌，只有許太太和兒子沒有這樣的情況。經過醫師詢問，才知道已洗腎的三人之中不是換了腎，便是切除其中一顆腎臟，而許先生則是因膀胱癌而摘除膀胱。在全家都是重症病人的情況下，家族決定不再繼續經營廢料處理工廠，認為健康比財富要來的重要許多，不願禍延下一代。

由以上家族案例可知，刺激性的化學製劑不只造成腎功能損壞，更會影響其他器官例如肝臟及膀胱。後來再追蹤許先生一家人的病史，才驚覺他的父親已罹患肝癌，全家人都很辛苦，許多器官出現問題，更因為洗腎所使用的化學藥劑，導致泌尿上皮癌等其他癌症的發生風險增加。

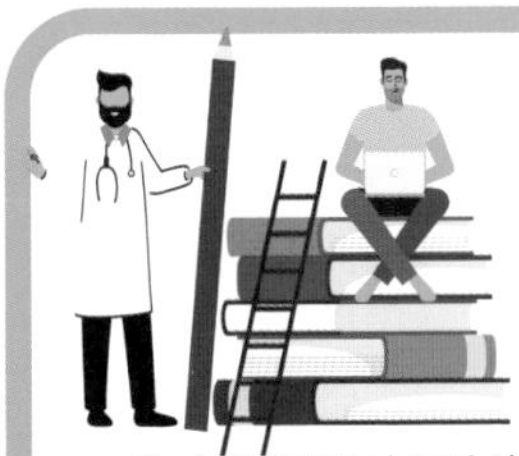

醫學小百科

埃及因盛行埃及血絲蟲病，造成膀胱慢性發炎，因此膀胱癌的發生率很高，埃及也因此在膀胱癌手術的臨床發展上，具備獨到的經驗，吸引全世界專家的關注。台灣相較之下案例較少，風險因素也不同，仍以菸、化學藥劑、馬兜鈴酸等危險因子較為常見。

曾經有位十八歲的漂亮小女生，使用含馬兜鈴酸的減肥藥；也有位少年白的女性經常染髮。她們兩位都是追蹤二十年的患者，前者吃藥導致腎功能降低，已洗腎；後者衍伸泌尿上皮癌，摘除兩側腎臟，但每年追蹤並進行膀胱鏡檢查，仍舊發現膀胱正漸漸萎縮。但其他部位目前良好，目前定期追蹤。在台灣泌尿上皮癌患者因為疾病的多發性，並且容易復發，但是早期患者經適當治療以及定期追蹤仍然會有良好預後。

如何檢查、發現與診斷

無痛性血尿是膀胱癌最常見的症狀，但仍有百分之十以下機率不會出現明顯血尿的病徵表現，而這些通常是比較嚴重、癌細胞侵入較深層的患者，更需要注意。臨床中也有部分患者會以頻尿、反覆性泌尿道感染等症狀表現，曾有七十二歲男性患者已經反覆泌尿道感染兩、三年，遍尋醫師都治不好，吃了很多抗生素，依年紀推估做檢查又未發現攝護腺肥大的問題，輾轉來到大型醫療機構進行膀胱鏡、尿液細胞學檢查，才發現是膀胱癌。所以提醒五十歲以上的患者，若是有頻尿以及反覆性感染的問題，經過藥物治療半年以上都未見好轉時，應盡快尋求醫師診治，考慮其他疾病的可能性，包括間質性膀胱炎或者膀胱癌。

膀胱癌的鑑別診斷並不複雜，除了常規的尿液分析之外，再加上尿液細胞學檢查、腎臟超音波或者膀胱鏡進作為常規檢查即可。一般來說，日常中沒有接觸風險因素的人其實不用過度擔心，但有排尿異常時，就建議盡快進行檢查。至於有接觸風險因素的人，每年預先排定腎臟超音波、肝臟超音波，加上尿液分析，也能及早在腫瘤細胞較小時被診斷。

血尿不要拖，早期發現有機會可保留膀胱

若能夠早期發現膀胱癌的病變，可能多會是表淺性膀胱癌（superficial bladder cancer），在統計上零期或第一期的膀胱癌約占所有膀胱癌的百分之八十，零期或第一期的膀胱癌的生物行為一般來說不太會有癌細胞轉移的情況，預後較好；另外癌細胞侵襲至肌肉層甚至更深的組織，稱為侵犯性的膀胱癌（invasive bladder cancer），約佔另外百分之二十，侵犯性的膀胱癌及以上的期別容易造成或已經有淋巴的轉移或遠處的轉移，預後較差（圖17）。原則上醫療團隊會建議可以先使用經尿道內視鏡膀胱腫瘤刮除術（圖18），一瓢一瓢刮下病灶組織。此外，如果經濟狀況許可，也可以考慮使用雷射切割腫瘤的方式，減少出血的風險。這個處置可以配合病理檢驗結果達到診斷兼顧治療的成效，如果病理檢驗屬於表淺性膀胱癌，可以保

圖 17：膀胱癌分期

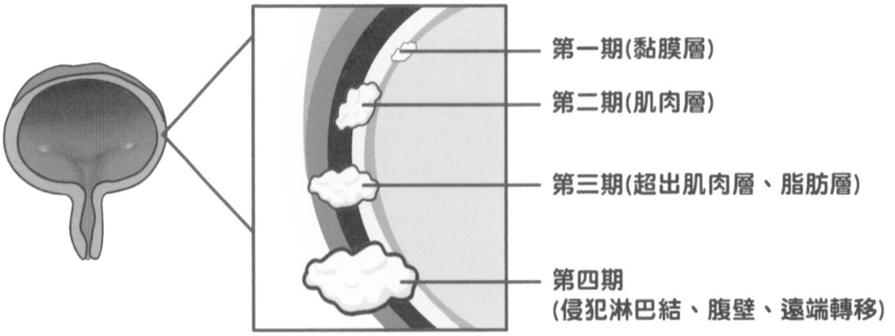

留膀胱，反之若屬於侵犯性的膀胱癌，醫療團隊會建議更積極的治療。

手術搭配化學治療預防復發

在內視鏡刮除術或雷射手術之後為了預防復發，大多數的醫療指引會建議在手術後立即進行膀胱內化學藥物的灌注治療，但有時視病人膀胱內傷口或發炎狀況，稍稍延後膀胱內化學藥物的灌注治療的時間約一周後再進行；之後並維持每週進行膀胱灌藥，一周一次，進行約六到八周。台灣健保給付條件下較常使用俗稱小藍莓與小紅莓的 mitomycin 與 doxorubicin 化學藥物。膀胱灌藥的過程為由專業人員置放導管經尿道進入膀胱，將化學藥物稀釋在約五十毫升的生理食鹽水中後，灌入患者的膀胱之中，建議病人躺著每十五分鐘翻身一次，共四個姿勢使膀胱均勻浸潤，使藥物在膀胱內浸潤約六十分鐘，再如廁排尿排出藥物。

圖 18：經尿道膀胱腫瘤刮除術（TURBT）

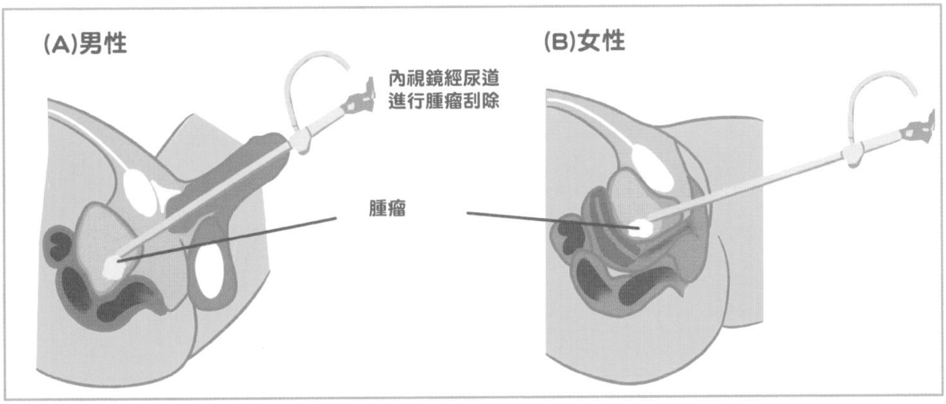

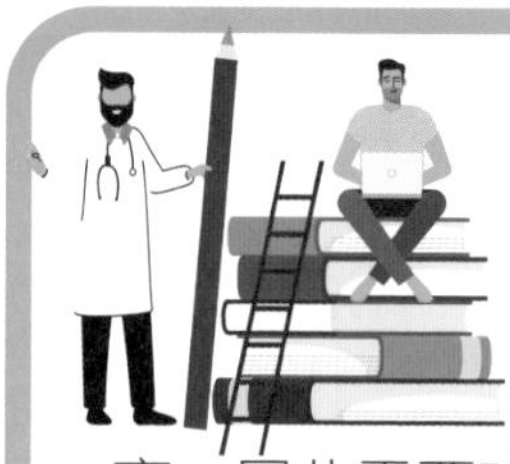

醫學小百科

膀胱癌在使用化學灌注治療時，有些病人癌細胞惡性度比較高，往往藥物的抗性也較高，因此需要確保化療藥物能夠滲透到細胞的內層，才能夠有好的毒殺細胞的作用。目前臨床上建議搭配使用無線射頻溫熱化療輔助儀（Synergo RITE），針對非肌肉侵犯性膀胱癌的治療有顯著效果，作用機轉主要是利用無綫射頻照射膀胱壁腫瘤組織細胞，透過組織加熱，可促進部份熱敏感化療藥物之滲透，並提高化療藥物的反應速率及增加細胞間與細胞內化療藥物吸收，以達到更好的效果。

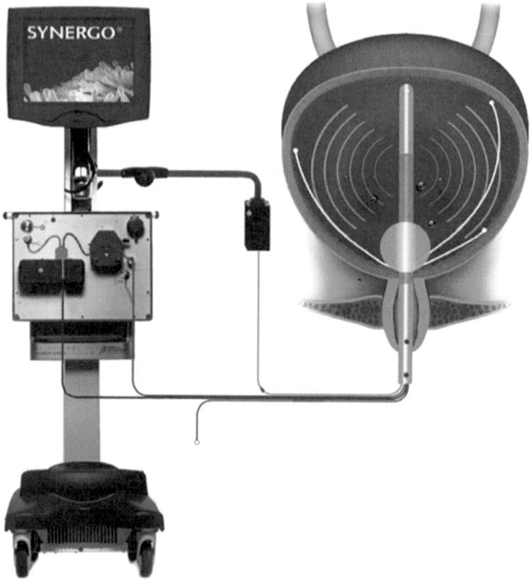

另一種較有效的灌注藥物則是卡介苗，是膀胱內的免疫療法，臨床上顯示卡介苗可治療表淺性膀胱癌，除可增進全身及局部免疫力，達到抑制癌細胞的效果，還可預防膀胱癌的復發。所謂卡介苗乃是利用減毒的肺結核菌，打到病人膀胱內，刺激膀胱產生免疫反應，增加白血球浸潤到膀胱以刺殺癌細胞，但此類免疫治療，往往病人的副作用會比較明顯，常見包括血尿、頻尿等下泌尿道的症狀，甚至發燒，此外，也要注意家中若有小孩或抵抗力弱的人，也會有感染風險，因此通常灌注治療後要注重消毒殺菌程序。

若刮除術後的病理檢驗發現腫瘤細胞已侵入肌肉層或更深層，醫療指引一般會建議患者考慮摘除膀胱，男性一般會建議進行膀胱、攝護腺根除手術，女性會同時進行膀胱、子宮摘除。而在進行膀胱癌根除手術前，會施以三至四次新輔助型化學治療 (neoadjuvant chemotherapy)。不過，如果發現腫瘤細胞已經轉移，就不建議手術，改採以藥物控制為主。

晚期轉移性泌尿道上皮癌目前除以化療為主，但針對病患對化療無反應或排斥性高，則建議採取轉換治療（shift maintenance），先化療再免疫治療。

一項大型研究已證實，在採取免疫藥物治療前，病患先經化療治療，若化療後腫瘤呈現穩定、部分改善或消失時，為了使治療反應達到更好、更持久的效果，均會建議加入免疫治療。根據新英格蘭期刊報導，晚期泌尿上皮癌患者使用免疫製劑 avelumab 一年後，其生存率有顯著增加。隨著醫學進步，透過突破性的轉換治療，可為晚期泌尿上皮癌患者，帶來更長期與穩定的治療反應，改善病患存活率與提升生活品質。

此外，晚期泌尿上皮癌標靶治療嘛吔通！前文提及晚期轉移性泌尿上皮癌可進行化療與免疫治療，若在進行上述治療均無效，標靶藥物則是最後一線希望。「特異蛋白纖維母細胞生長因子受體」

（Fibroblast Growth Factor Receptors，FGFR）影響及調控細胞功能，FGFR 基因突變會產生異常的 FGF 訊息傳遞，成為癌症的發病機制，造成癌細胞異常增生。新的標靶藥物 Erdafitinib（Erda）可有效抑制其作用，控制癌細胞發展進程。根據臨床研究指出，使用標靶治療可達到治療總體生存有意義的延長，並將死亡風險降低了百分之三十六。美國食品藥物管理署已於二〇一九年加速批准 BALVERSA®，臺灣衛福部也已於二〇二〇年核准該標靶藥物使用於晚期轉移性膀胱癌。

泌尿上皮癌標靶藥物治療的另一亮眼突破是新藥 Enfortumab Vedotin（PADCEV®, 備思復®）。此藥是新型製劑「抗體藥物複合體（antibody-drug conjugates, ADCs），對抗泌尿上皮癌細胞高表現的抗原 nectin-4，以抑制細胞的生長。目前 PADCEV® 已通過三期臨床試驗證實可以顯著改善病人的存活率。此藥物使用前不需要基因檢測，可以作為化療或免疫治療之後的選擇，若進行中之臨床試驗成功，未來也可能作為一線用藥。其副作用包括皮膚反應、周邊神經病變和眼部疾病（視力模糊等症狀）等比例較高，需特別留意。

摘除膀胱的患者在上述的根除術之後，同時會接受重建手術來協助患者儲存及排空尿液，最常考慮的兩種方式：第一為迴腸迴路造口術，以一段約十五公分的迴腸與輸尿管吻合，並將另一迴腸開口在左下腹腹壁，終生藉由造口排尿，俗稱貼袋子。因為會造成患者生活型態及身體外觀的改變，有些患者一開始無法接受，但會隨著時間慢慢適應，這個方式比較簡單，併發症也較少。相較第二個方式為人工膀胱重建手術，依照吾人的經驗，患者對人工膀胱重建手術的接受度較高，因為患者外觀及生活型態改變較少，但是人工膀胱重建所需條件較嚴苛，包括腎臟功能不能太差、病人遵醫囑性要高、教育程度以及心理因素和學習能力也是考量的重點。因為患者已沒有正常膀胱的急尿感，所以要練習每二小時至三小時利用腹壓解尿，並進行骨盆腔底肌肉運動避免漏尿，徹底改變患者的排尿習慣，因此有些病患會有學習及適應問題，有可能發生暫時性的尿毒症，因此需要特別教導及學習。這都是在進行膀胱摘除前，需先與病人充分討論能否接受的議題。

曾經有位七十多歲的爺爺術後做了人工膀胱，直到九十歲不幸中風，生活無法自理，最後還是得裝設導尿管，但是這二十年間爺爺保養得很好，使用人工膀胱也沒有太大的問題，證明其實還是可以透過學習與訓練，來改善術後的生活品質。

病人共享決策要點

膀胱癌的治療需要更尊重病人意願，因為嚴重者可能須摘除重要器官，將徹底改變病人的生活型態及習慣，當然需要慎重考量。對於臨床醫師而言，需思考能不能做部分器官的保留？鄰近器官如腎臟、輸尿管是否也能保留住？過去能切除就摘掉、能做全身性化學治療、見癌就殺的觀念正慢慢扭轉，若藥物發展與手術治療可以愈來愈精準、愈來愈好，保留正常組織與器官為未來趨勢，那麼醫師應以「要求完美、近乎苛求」的態度為病人設想，醫療團隊、病患及家屬能有充分溝通與良好互動來共同決策，相信膀胱癌的最佳治療模式發展，仍屬於尚未有結論的現在進行式。

後腹腔腫瘤（後腹腔惡性肉瘤、腎上腺皮質癌、嗜鉻細胞瘤）

腹部脹痛、食慾不振請提高警覺

後腹腔中有脂肪、血管、筋膜，支撐著腎臟，其中脂肪就像是人體的避震器，吸氣的時候腎臟會向下稍微移動、吐氣則往上，幸而有像軟墊的脂肪才不至於上下彈動而折曲輸尿管（圖19）。順帶一提，過瘦的人後腹腔沒有脂肪的保護，就可能會有游離腎，導致腎臟移動幅度太大，造成輸尿管折曲而產生血尿、腰痛症狀。脂肪原本是體內的重要組織，但是發生病變時，卻也可能奪人命。

圖 19：後腹腔圖示

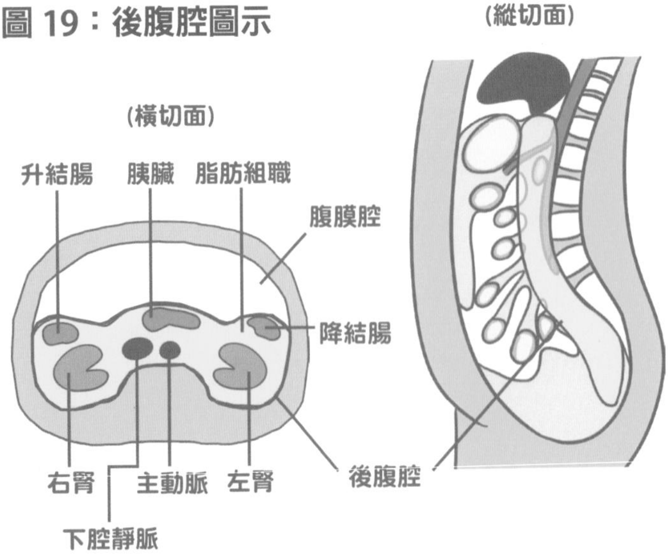

出現在後腹腔的腫瘤相當罕見，約占所有腫瘤不到百分之一，包括惡性肉瘤、腎上腺癌、嗜鉻細胞瘤等，初期沒什麼表徵，等到腫瘤長大到一個程度向外侵犯或壓迫造成症狀時，才會出現明顯症狀，因此建議民眾出現慢性腹部脹痛，或食慾不振現象，切勿輕忽，應及早就醫檢查。

後腹腔惡性肉瘤

生長於後腹腔的惡性肉瘤，約占所有惡性肉瘤的百分之十五，而後腹腔的惡性肉瘤約有百分之五十是脂肪肉瘤；排名第二則是由血管平滑肌增生的平滑肌肉瘤，因血管包覆造成手術困難度提高。後腹腔是腹膜腔與脊椎骨、神經間的交界面，屬於潛在的空腔，裏面有許多組織（筋膜、血管、脂肪），一旦發生腫瘤，就會慢慢擴展撐開，導

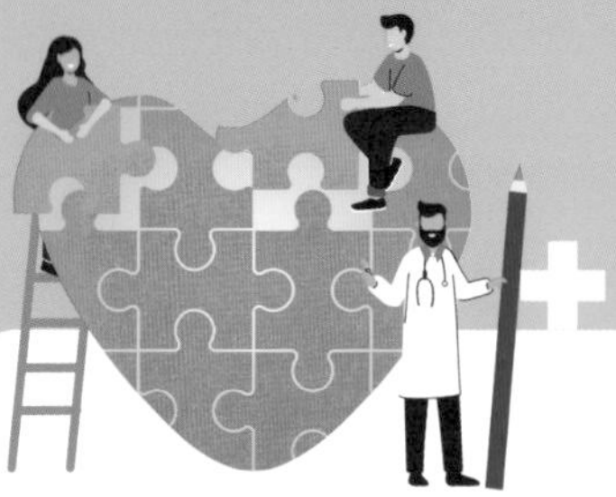

良醫診間

六十七歲的王先生，發現腰有點酸脹、覺得肚子右邊鼓鼓的，每餐飯吃一點東西就覺得飽了，懷疑自己身體出了狀況，到醫院就診，經電腦斷層檢查後驚訝地發現是嚴重的後腹腔惡性肉瘤（脂肪肉瘤），腫瘤細胞侵犯到右側的輸尿管、腎臟、以及升結腸，左側腎臟也明顯水腫，腎實質變薄（疑似輸尿管良性狹窄造成）。醫療團隊進行手術時，保留右側腎臟、輸尿管，但升結腸只能切除。一年多以後，同樣在右邊的後腹腔又長出腫瘤細胞。第二次手術就將部分的腎臟切除，還切除了一段輸尿管、加上小腸也被侵犯，所以摘除一段小腸。雖然有使用化學治療，但效果不見起色。再隔了兩年，因右腎水腫，施作經皮穿刺腎造廔術（Percutaneous nephrostomy, PCN），將尿液引流至體外。但是王先生的腹腔，經過多次手術後已有沾黏、淋巴回流不佳、腎臟水腫等症狀，陰囊也出現水腫，這中間又因心肌梗塞接受心臟繞道手術、肺癌手術。再經一、兩年，王先生決定再次手術摘除後腹腔器官，終難逃病魔煎熬，回天乏術，離開了人世。(圖20)

致腫瘤增長至二十至三十公分以上都有可能。此種癌症沒有已知的特定危險因子，也無法確定好發族群，僅能靠定期做影像學檢查（如電腦斷層檢查）才能發現。

如何檢查、發現與診斷

後腹腔沒有致命、重大器官，若有異狀多半無法輕易發現早期徵兆，等到慢慢覺得肚子脹脹的、似乎變胖了，可是體重下降，吃一點東西就覺得很飽及消化不良，其實這些症狀都不典型，等到有摸到腫塊就醫檢查時，組織器官多已受到

圖 20：王先生電腦斷層影像

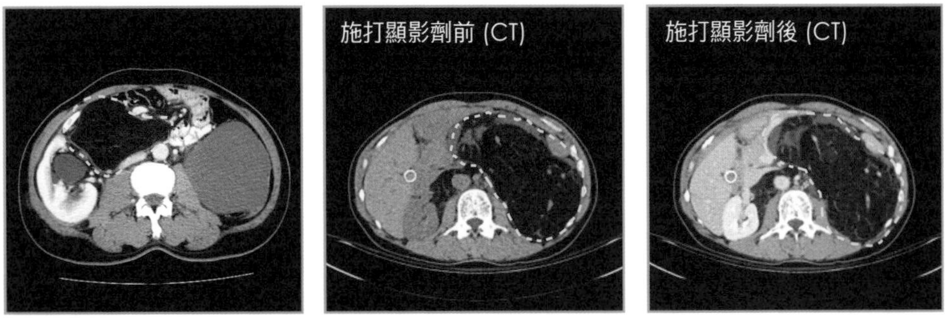

右側或腹腔惡性脂肪肉瘤，侵犯右側腎臟、輸尿管、升結腸導致右側腎臟中度水腫

另一巨大後腹腔惡性脂肪肉瘤：腫瘤佔據了約一半的腹腔空間，左側腎臟完全被包埋

壓迫，國外統計大約有七成的這類患者腫瘤體積都已經長到十公分以上。

在檢查流程上，電腦斷層幾乎是黃金準則，搭配超音波或其他檢查也容易找到病灶。進行電腦斷層時會發現脂肪的亨氏單位（Hounsfield unit，HU）偏低，影像上有較黑暗陰影。

術前切片及時掌握腫瘤型態，確定治療方針

脂肪肉瘤可概分為兩種型態：分化好（well-differentiated）的脂肪肉瘤、去分化（de-differentiated）的脂肪肉瘤。其中還有介於兩者之間的混和型。分化好的脂肪肉瘤特性是開完刀即便沒有清除乾淨，將來復發仍舊侷限在原處，較不會轉移，也沒有立即致命的風險。若是去分化的脂肪肉瘤，狀況則完全不同，不但會復發，還會轉移到其他器官，威脅生命。

透過檢測可以區分兩種型態，術前透過切片就能得知，提早掌握細

胞型態也能決定術前全身性治療的藥物種類或是放射線治療，腫瘤體積縮小後再進行手術（術前輔助性治療 neoadjuvant therapy 的概念）。

案例中的王先生原本是分化好的脂肪肉瘤，第二次手術卻變成去分化的腫瘤，表示細胞型態會隨時間轉變，難以掌握。

手術治療為主要治療方式

以手術將腫瘤切除乾淨仍為主要的治療方式，化學治療與放射線治療在文獻中認為可在術前施作讓腫瘤體積縮小，提高手術清除率。後腹腔惡性肉瘤手術方式有一定難度，需要跨團隊合作，因為可能牽扯到很多器官，而且受前次治療處置的影響，例如術後沾黏情況、術前處置等，西方醫學界甚至建議宜將病人轉到有經驗的醫院醫療團隊進行治療。發生癌細胞轉移之後，化學治療、標靶藥物與免疫治療可做輔助性療法，但是仍以能夠手術清除為目標。

腎上腺皮質癌

如何檢查、發現與診斷

腎上腺是緊鄰在腎臟上方的腺體，故名腎上腺，分成皮質與髓質兩部分，其中皮質又分三層細胞型態，會增生良性腺瘤，但很容易檢測發現，因其會分泌荷爾蒙及其他典型症狀。但有極少部分的人會產生惡性腫瘤，根據臺灣一〇九年統計資料，罹患腎上腺癌的男性共十五位、女性十四位，發生率很低。

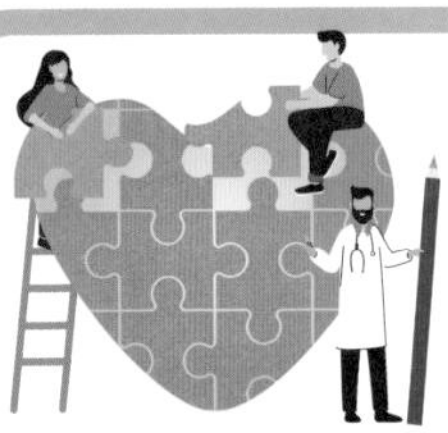

良醫診間

三十七歲張先生因為脂肪肝要做檢查，經超音波掃描意外發現腎上腺癌，大小約一點五公分，沒有高血壓病史，也沒有因鉀離子流失而造成倦怠的情況。經過荷爾蒙檢測以及尿液中確認沒有神經傳導物質 catecholamines 之代謝產物 VMA，排除其他腫瘤的可能，判定是無功能性的腺瘤。經過一、兩年的追蹤，沒想到腫瘤變大了一倍，再過了兩、三年，變成了六至七公分，醫生建議張先生動手術，術後雖接受多次全身性化學治療，但沒過兩年，仍因多處轉移而過世。

腎上腺皮質癌幾乎沒有症狀，有些會分泌一種或多種荷爾蒙，有些不會，難以用其他生化數值做早期檢查發現。大部分是靠影像檢查（超音波、電腦斷層、磁振造影）發現，當腫瘤生長速度突然變快，或腫瘤大於六公分，就應留意，儘早以手術切除治療。

以外科手術為主要治療方式

體積愈大的腫瘤意味著風險愈高，六公分以上就需特別注意，建議手術清除，以外科手術為主要方式。另外，有些腎上腺癌會分泌荷爾蒙，此類也要定期追蹤檢查。此種癌細胞生長速度加快時要有所警惕，預後不佳，治療方法選擇不多，一旦確定診斷後就要盡快接受治療，以傳統開腹手術為主，術後可加做放射線治療、化學治療等，或是有殘留的癌細胞，則可考慮經皮穿刺消融術。

嗜鉻細胞瘤

如何檢查、發現與診斷

嗜鉻細胞瘤（Pheochromocytoma）是從腎上腺髓質的嗜鉻細胞增生，與交感神經系統有關連性，所以會造成血壓偏高的情況，這個名詞是由希臘語組合而成，pheo 指棕黑；chromo 指顏色；cytoma 指細胞團塊。此癌症目前已被全民健康保險列入重大傷病範圍。

嗜鉻細胞瘤早期被稱為「百分之十的腫瘤」，意思就是許多數據都是百分之十，例如百分之十是雙側發生、百分之十在腎上腺以外的組織發現、百分之十惡性、百分之十診斷時無症狀、百分之十有遺傳性質等。不過現在科技進步，檢查比較精確，數據上也不再是百分之十。少數患者與基因遺傳有關，患者年紀較輕或雙側發生時，可以藉由基因檢測推定。此外，血壓高是唯一明顯的徵兆，當血壓控制情況不好時，建議做腎上腺掃描，可能是嗜鉻細胞瘤引起。

此外，透過檢測二十四小時尿液中的 VMA 可以診斷分泌 catecholamine 的腫瘤，包括嗜鉻細胞瘤，但有些是沉默的腫瘤細胞，甚至有半數的患者是做屍體解剖時才發現。

嗜鉻細胞瘤的病情表現方式不明顯。有些會轉移，但病理科醫師無法在顯微鏡下以細胞型態判定惡性病變或良性，僅能以轉移與否判定，有轉移者便判定為惡性。一般，影像檢查應包括腹部、骨盆腔電腦斷層檢查，若懷疑轉移，腎上腺髓質掃描（MIBG）從胸、腹、到骨盆腔都必須進行檢查，因為有些嗜鉻細胞瘤並不長在腎上腺，統稱為副神經瘤（paraganglioma）。手術前若醫師懷疑其他組織器官可能有嗜鉻細胞瘤，就可做此檢查加以定位。但國內只有少數醫院有提供 MIBG 掃描檢查，如果沒有 MIBG，可以考慮以正子掃描替代，透過影像檢查，精準定位腫瘤位置。

圖 22：秦小姐電腦斷層影像圖

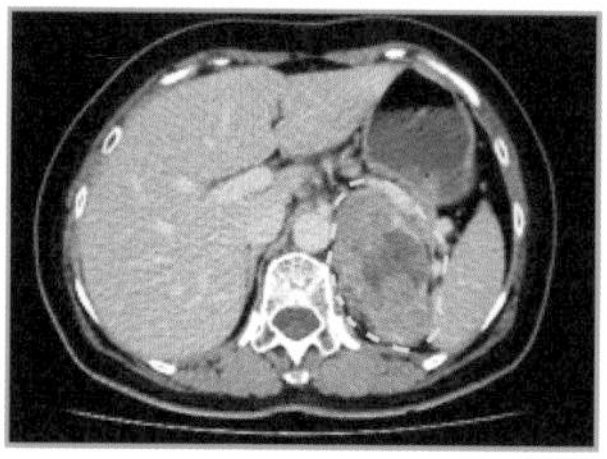

CT，術前，橫切面

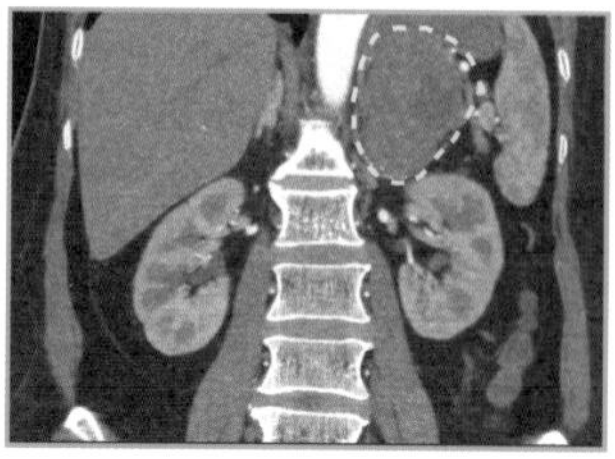

CT，術前，縱切面

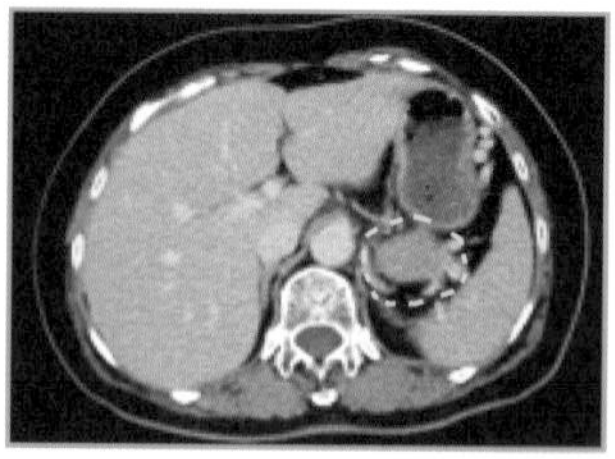

CT，左側腎上腺腫瘤局部復發

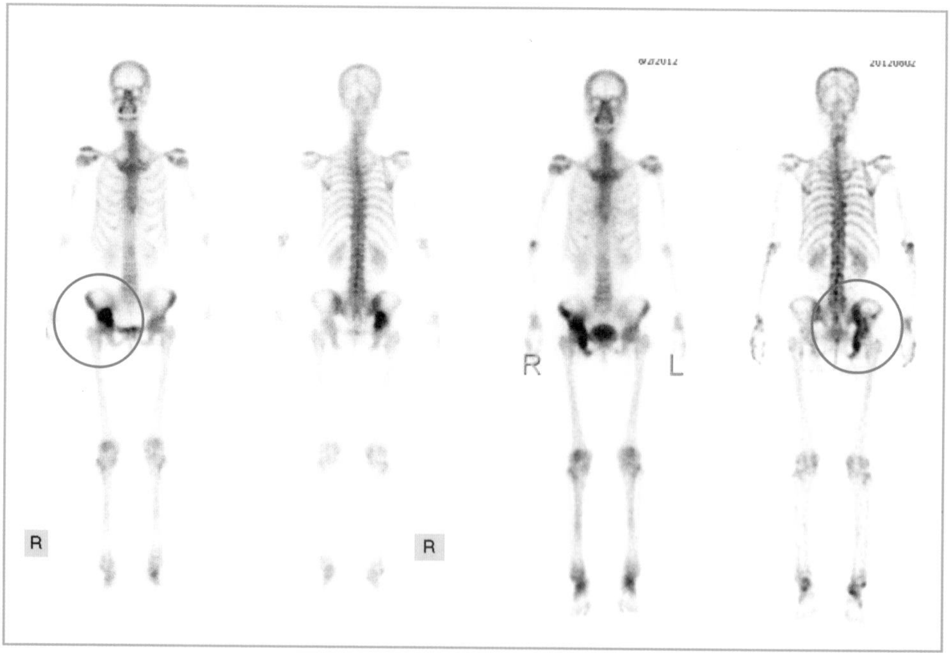

秦小姐，巨大左側腎上腺嗜鉻細胞瘤，術後半年發現局部復發及右髖骨轉移， 之後又轉移到腸骨及左上臂肱骨

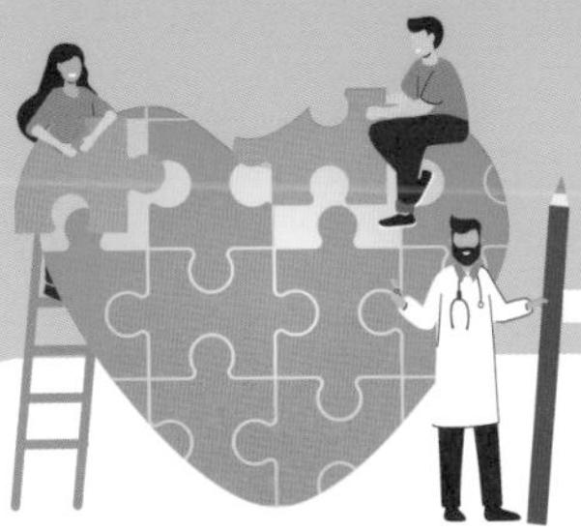

良醫診間

——十多歲劉先生因腦出血被——送到急診室，血壓極高，經檢查發現右邊腎上腺長出腫瘤，加上二十四小時尿液中的VMA數值很高，強烈懷疑是嗜鉻細胞瘤所致，於是開刀將腫瘤切除。手術後八年復發，同樣又是腦出血住院檢查才發現，在原來右側腎上腺位置附近、左邊的腎上腺、主動脈旁、肝臟也長出腫瘤細胞，都在交感神經鏈上，所以長期以來劉先生的血壓控制不佳。

另一位病人五十六歲的秦小姐，是轉移速度很快的案例。她有高血壓病史長達二十多年，到院檢查時，腎上腺腫瘤已九公分，荷爾蒙與尿液檢查確認為嗜鉻細胞瘤。手術後半年，右邊髖關節疼痛至醫院檢查，才發現後腹腔腫瘤復發，也轉移到右邊的髖臼。針對骨轉移，以放射線治療效果不佳；復發處則以消融術燒灼，之後癌細胞又往上延伸到到腸骨及轉移到左上臂肱骨，經放射線治療仍無效，最後不幸離世。（圖21、22）

圖21：劉先生電腦斷層影像

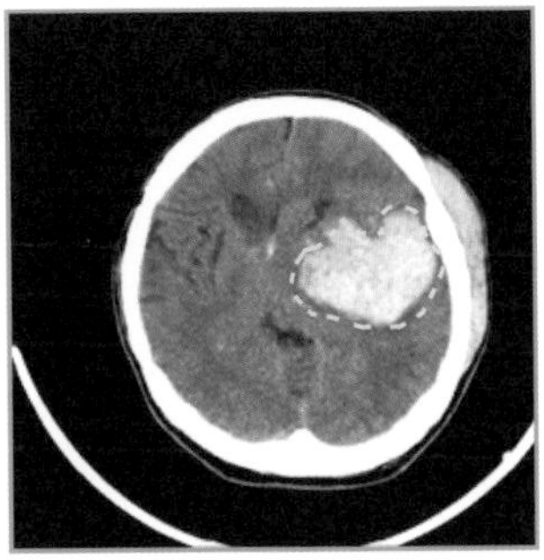

復發性嗜鉻細胞瘤，因血壓不易控制造成顱內出血 (CT)

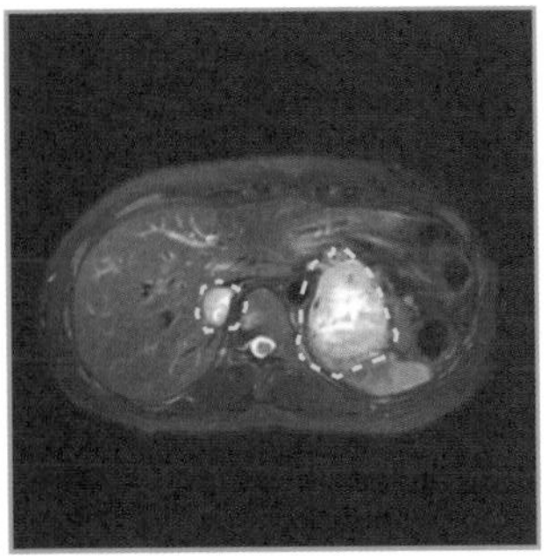

原來右側腎上腺部位以及左側腎上腺，有嗜鉻細胞瘤復發 (MRI)

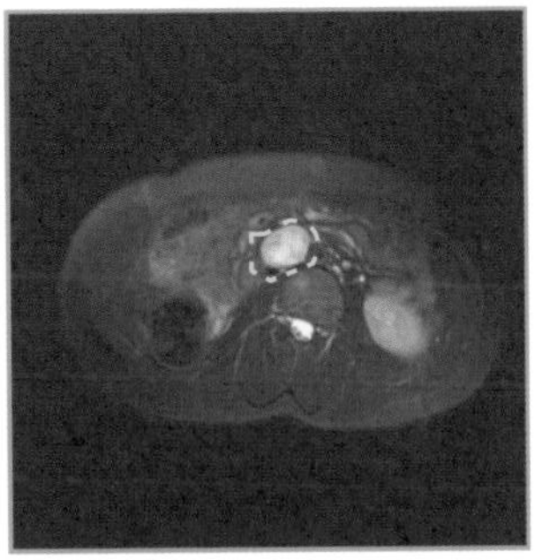

腹部主動脈旁也有嗜鉻細胞瘤復發 (MRI)

治療以手術完全切除為主

目前治療仍以手術切除為主，對於無法切除乾淨或已遠處轉移者，只能以有效的控制好血壓作為治療方式，因為現階段的藥物治療方法都不理想，臨床試驗中的藥物或許可提供一線希望。此外，雖然只能以手術切除治療，但手術風險高，因為這類病患平常血管較收縮，血管內血量較少，開刀將腫瘤切除時，血管失去收縮力就會擴張，血壓會瞬間下降。所以手術過程中，患者可能會發生血壓上下波動太大，增加中風的風險，導致術後病人無法清醒。因此，能否進行手術都需要仔細評估，對醫療團隊來說，可說是如臨大敵，需高度謹慎戒備。最重要的是，病人要先將血壓控制好，通常患者在手術前須住院一至二週，補充高鹽食物，並以點滴注射藥物讓血管放鬆，穩定控制血壓，以提高手術成功率。

病人共享決策要點

癌症更生人須終身定期追蹤

嗜鉻細胞瘤是難纏的疾病，容易復發且嚴重程度高，已被視為是惡性腫瘤，與一般癌症一樣，術後不再只是短期定期追蹤而已，是終身都必須追蹤、小心注意。

參考資料：

1. https://www.hpa.gov.tw/Pages/List.aspx?nodeid=269
2. http://eschool.tua.org.tw/media/8129
3. https://my.clevelandclinic.org/health/articles/6239-transitional-cell-cancer
4. https://www.janssen.com/janssen-announces-balversar-erdafitinib-improved-overall-survival-versus-chemotherapy-patients
5. Linehan et al. J Urol. 2003; 170:2163-2172
6. Ingels A, Campi R, Capitanio U, et al. Nat Rev Urol. 2022; 19(7):391-418
7. Banumathy G, Cairns P. Cancer Biol Ther 2010; 10:658-64; Linehan WM, et al. Cancer of the kidney: introduction. In: DeVita VT, et al, eds. Devita, Hellman, and Rosenberg’ s Cancer: Principles and Practice of Oncology. 9th ed. Philadelphia, PA. Lippincott, Williams & Watkins; 2011:1161-82: Ch93
8. AJCC Cancer Staging Manual, 8th Ed. Springer New York, 2017.

男性生殖系統
癌症全解析

男性生殖系統器官

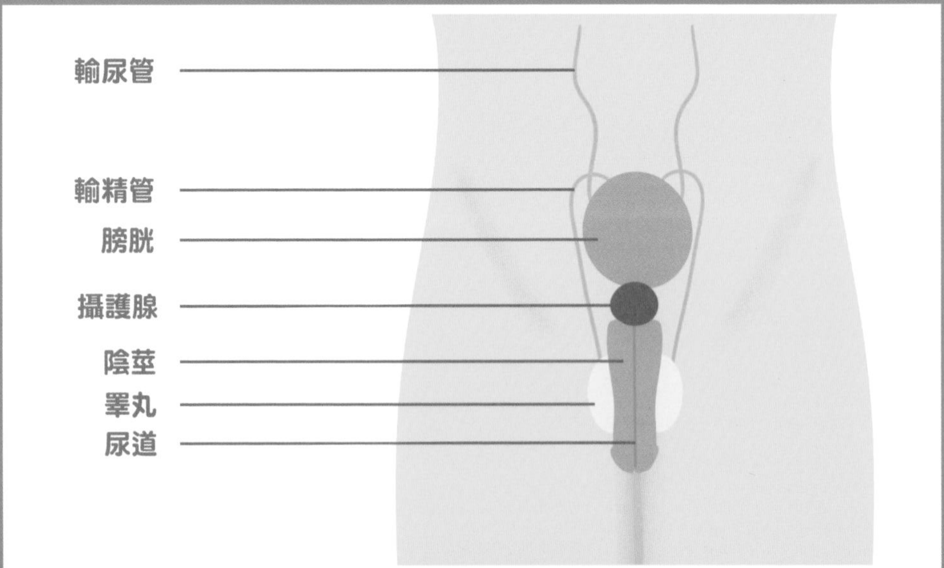

泌尿生殖系統癌症，包括男性及女性泌尿系統，衍生出含括腎臟癌與腎盂、輸尿管、膀胱尿路上皮癌等，影響男性與女性泌尿系統健康，以泌尿生殖科腫瘤發生率來看，最嚴重的三大癌症分別是攝護腺癌、膀胱癌以及腎臟癌，其中攝護腺癌更高居台灣男性癌症發生及死亡率排名第五位。

本章節針對男性生殖系統癌症將有詳細的解說，包括攝護腺癌、睪丸癌與陰莖癌，同時針對個別癌症的預防預後方針、主流治療方式，以及如何透過醫病共享決策，創造更有利於病患的治療過程。

初期無感的無聲殺手｜**攝護腺癌** P.178

早期就醫治癒率高｜**睪丸癌** P.250、**陰莖癌** P.250

攝護腺癌

初期無感的無聲殺手

攝護腺癌死亡率逐年提升

攝護腺是男性體內一個核桃狀的小腺體，可產生滋養和運輸精子的精液，屬於外分泌腺，它與女性的斯基恩氏腺在解剖學上屬於同源（Homology），意即在演化意義上為同個祖先。（圖2）威尼斯解

圖 2：攝護腺的功用

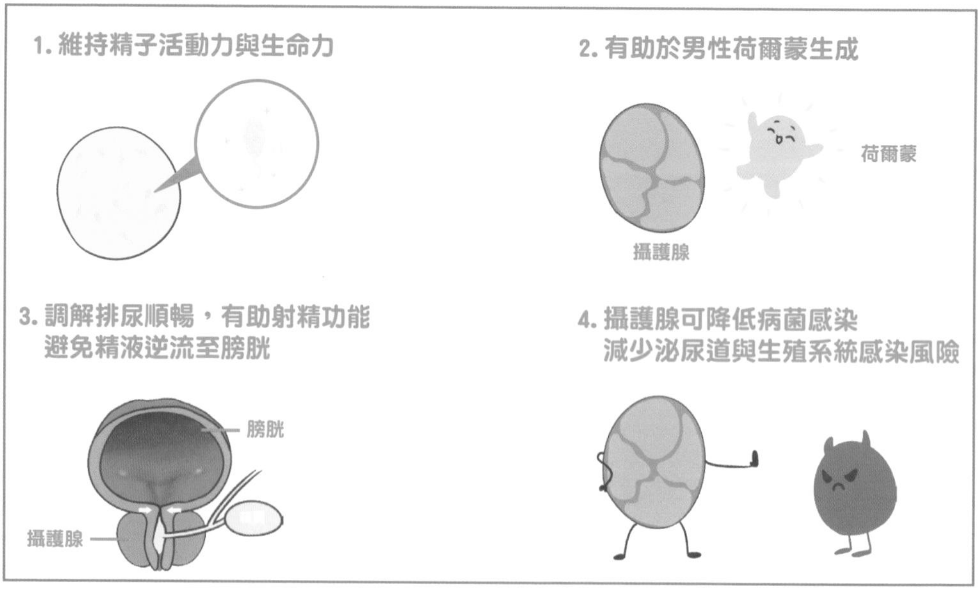
1. 維持精子活動力與生命力
2. 有助於男性荷爾蒙生成
荷爾蒙
攝護腺
3. 調解排尿順暢，有助射精功能
避免精液逆流至膀胱
膀胱
攝護腺
4. 攝護腺可降低病菌感染
減少泌尿道與生殖系統感染風險

剖學家 Niccolò Massa 於一五三六年描述攝護腺的存在；一八五三年，英國醫師 J. Adams 描述了透過組織學檢查發現的第一例攝護腺癌，原本認為是非常罕見的疾病，孰料一百五十年後，攝護腺癌已成為一個嚴重的健康問題。

攝護腺癌與攝護腺肥大不同，且有攝護腺肥大問題的患者，並不代表之後一定會罹患攝護腺癌。攝護腺肥大的

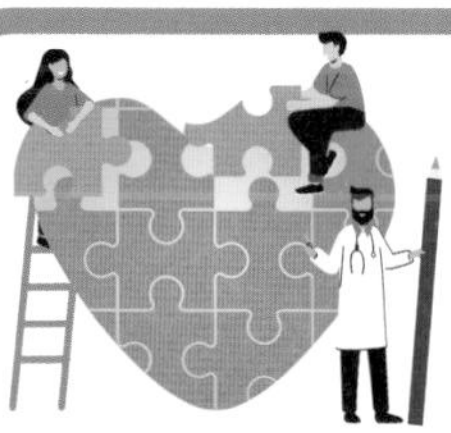

良醫診間

潘先生六十四歲已經是享受退休生活的時候，和老婆婚姻生活幸福，性生活美滿，不料，潘先生在一次健康檢查中，發現他罹患攝護腺癌，建議到大醫院做進一步檢查。門診中，潘先生很是苦惱，擔心治療方式會影響原本美滿的性生活。所幸詳細檢查結果出爐，潘先生總算安慰些，因為幸運的他病況並不嚴重，手術後定期追蹤即可。但是潘先生有另一項擔憂，術前諮詢時他提到太太有性行為的需求，這讓潘先生心裡很掙扎，不知道該怎麼與太太討論治療方式。以醫師的臨床判斷來說，手術去除攝護腺當然比較安心，畢竟癌患都想活命，但是病人又擔心影響性功能的狀況下，都會苦惱許久。最後，潘先生夫妻與醫師共同討論下，還是決定接受手術切除，至今已超過 5 年觀察期，每次回診追蹤時兩夫妻都是眉開眼笑地，也許性生活已不是婚姻裡的唯一考量，有品質的癌後生活才是幸福密碼。

症狀包括頻尿、夜尿、解尿不乾淨滴滴答答，甚至尿滯留，患者不一定會併發攝護腺炎，但是會增加風險。攝護腺癌是指細胞癌化，不是因為攝護腺肥大而引起，與攝護腺炎也無明確研究證據顯示有關，患者初期幾乎沒有症狀，到了中、後期才有可能出現頻尿、夜尿、解尿慢等情況。

根據衛生福利部（以下簡稱衛福部）二〇二二年數據，國人的十大死因以及癌症前十大排序，惡性腫瘤（癌症）已經蟬聯四十餘年國人十大死因第一位；而十大癌症死亡率的排序中，攝護腺癌一直都是榜上有名，死亡率每十萬人口十五點九人。就近十年順位上升之癌症

圖 3：近十年攝護腺癌死亡概況

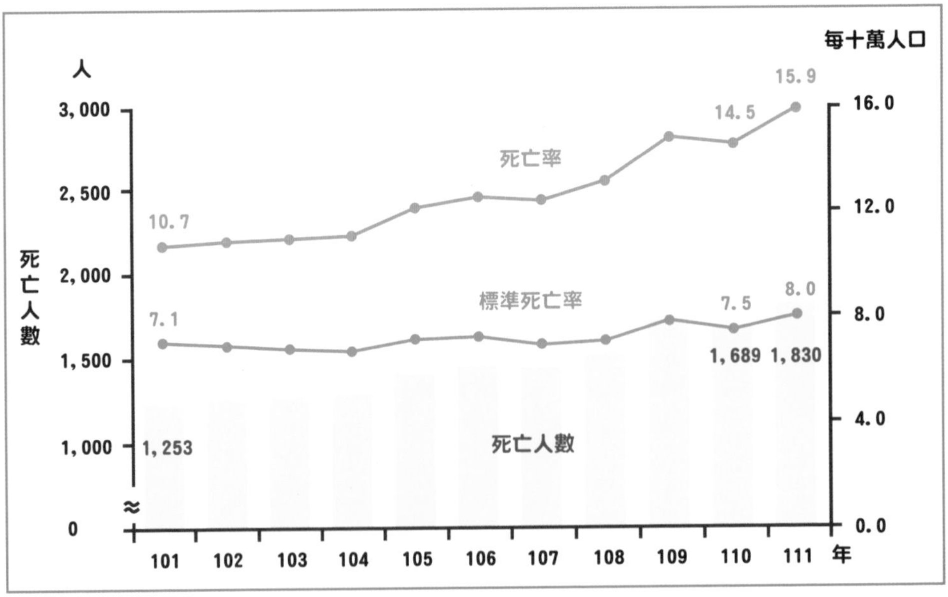

死因觀察，攝護腺癌死亡人數及死亡率分別上升百分之五十一點六及四十八點六，順位由第七位上升至第五位，可說快速攀升。（圖3）

攝護腺癌是全球第二大常見男性癌症類型，位居台灣男性好發癌症第五位，根據世界腫瘤學術期刊之流行病學相關數據，攝護腺癌好發於西方年長男性，以地理區域而言，全球發病率呈現巨大的差異，美國及歐洲國家發生比率最高，亞洲國家相對較低，但呈現上升趨勢。攝護腺癌主要由基底上皮細胞、柱狀上皮細胞與神經內分泌細胞構成，因腺體細胞異常增生、癌化而形成腫瘤，致病因素複雜且多元，年齡、家族病史與基因異常、種族及飲食生活習慣均可能為有關的影響因素。

此外，根據流行病學數據顯示，攝護腺癌在全球發病率也有顯著的差異，已開發國家的盛行率較高，主要反映出「血液攝護腺特異性抗原 **PSA**」的篩檢診斷在已開發中國家的普遍性。以美國來說，與白人相比，非裔男性發病率最高，最低則為亞裔男性，然而在美國的移

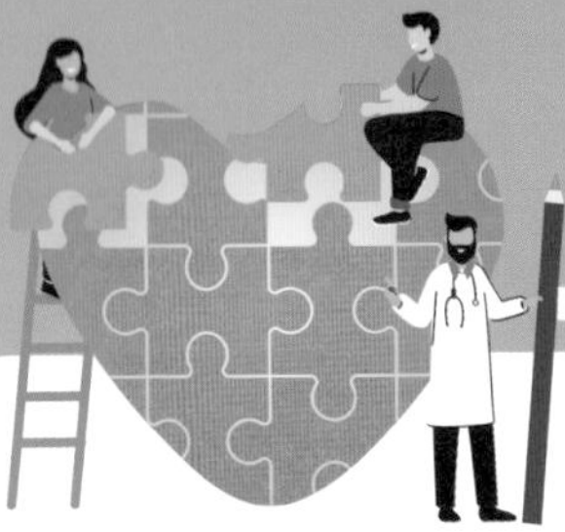

良醫診間

七十多歲的陳先生退休後搬到美國正要好好享受人生，沒想到卻被診斷出罹患攝護腺癌，屬於晚期但尚未發生轉移，子女勸説父親還是回到臺灣尋求治療，家人也可以就近照顧。到了診間做了許多檢查、治療之後，不到半年又復發，這次竟然發現癌細胞轉移了！在精準醫學發展觀念成熟下，醫師建議陳先生進行基因檢測，希望找出陳先生癌症病況變化迅速的箇中原因。這才發現，陳先生的基因中具有 BRCA2 突變，醫師再問起他的家族病史，陳先生突然想起，母親和親姊姊都罹患乳癌，事實上家族中好多人都有癌症病史。原來，乳癌受到女性荷爾蒙的影響、攝護腺癌則會受到男性荷爾蒙的影響，這些因素在陳先生的家族中完全展露無遺。舊有觀念並不清楚此基因突變與癌症的關聯性，但新世代醫學經由證據檢驗以及精準醫療透過基因檢測進行的技術，可得如果基因中具有 BRCA2 突變時，得到乳癌或攝護腺癌這兩種癌症的機會也將大為上升。

民亞裔男性，其攝護腺癌的發生率則接近美國白人的罹患率，也高於在美國出生的亞裔後裔的罹患率。地域差異的數據也凸顯了生活方式因素在疾病風險中的潛在作用，也就是說不只種族，飲食及生活環境因素的改變也可能是誘發攝護腺癌的因素之一，相關危險因子的研究仍需持續地觀察分析。

攝護腺癌可分為可能不需要治療的非侵襲性、生長緩慢的疾病，到需要治療的侵襲性、快速生長擴散的腫瘤。因此，不論上述發病率的差異，相同的是攝護腺癌若能早期即篩檢發現，成功治癒的機率愈高；若診斷時已是晚期，腫瘤擴散與死亡的風險則會相對提高。台灣已邁入老年化社會，隨著國人平均壽命延長，加上PSA篩檢比率增加，台灣每年罹患攝護腺癌的人數逐年上升，不過，相對其他惡性腫瘤，攝護腺癌的進展速度較慢、治療的選擇多元，長期存活率高，因此對於男性而言，最關鍵的就是要提高早期的診斷率，並及早治療，同時瞭解影響攝護腺癌發生的風險和致病危險因子，對於攝護腺癌的預防、診斷，以及個人化治療和癒後都相當重要。

高風險族群與危險因子

年齡增長是攝護腺的重要風險因素

攝護腺癌的發生率與年齡密切相關，老化是攝護腺癌的主要危險因子，根據歐洲泌尿學會治療指引與全球癌症數據資料GLOBOCAN二〇二〇相關數據顯示，攝護腺癌好發六十歲以上男性，四十歲以下的男性較為少見，年齡大於六十五以上的盛行率約為百分之六十、年齡小於三十歲的盛行率約為百分之五，根據衛福部二〇二二年數據，台灣罹患攝護腺癌好發年齡的中位數則為七十二歲。

由於國際攝護腺癌醫療指引建議男性在五十歲時進行攝護腺癌篩檢，也整體提升攝護腺癌的發現與診斷機率，不過攝護腺癌已經不是老年人的專利，雖然五十歲以下的年輕男性罹患攝護腺癌的機率較低，近年也有增加趨勢，且年輕男性一旦確診，屬早發性攝護腺癌，其腫瘤的惡性與侵襲程度均遠高於老年男性，預後與存活率也不佳。目前全球攝護腺癌於十五至四十歲間的年輕族群之發病率自一九九〇年以來以平均每年百分之二的穩定速度增加，不排除與家族基因以及飲酒、肥胖、環境致癌物等潛在危險因子的盛行率增加有關。因此，醫師除了建議五十歲以上男性應定期至泌尿科進行 **PSA** 檢測，年輕男性也應多注意自身健康狀況，因為攝護腺癌早期可能沒有任何症狀，即使有症狀也可能因與良性攝護腺肥大之症狀類似，而很容易被輕忽，因此不少病人在求醫時，已進展到中晚期，其症狀則包括排尿困難、尿液或精液中帶血、骨骼疼痛、勃起功能障礙等。

家族中有人罹患攝護腺癌，我也一定會罹患嗎？

家族病史與癌症息息相關，根據美國臨床腫瘤協會資訊，大約百分之二十的攝護腺癌患者有家族史，這種遺傳性攝護腺癌家族史不僅可能是因為共享基因，也可能是由於共享相似的環境致癌物暴露模式和共同的生活習慣，相關臨床研究仍持續發展中。提醒男性注意，如果家族史包括以下任何特徵，將影響罹患遺傳性攝護腺癌的風險：

- 三名或以上一級親屬患有攝護腺癌
- 家族母系或父系同一系的三代都罹患攝護腺癌
- 家庭同一系有兩名或以上近親，例如父母、兄弟姐妹、子女、祖父母、叔叔或侄子，在五十五歲之前被診斷出患有攝護腺癌

攝護腺癌具有高度遺傳性；與乳腺癌和結腸癌一樣，家族史是主要危險因素之一。如上述，父親或兄弟患有攝護腺癌的男性被診斷出攝護腺癌

表 1：攝護腺癌家族史相關的相對風險（Relative Risk，RR）

風險族群	攝護腺癌的 RR 值（95% 信賴區間）
兄弟在任何年齡診斷出患有攝護腺癌	3.14 倍（2.37–4.15）
父親在任何年齡診斷出患有攝護腺癌	2.35 倍（2.02–2.72）
一名一等親人在任何年齡被診斷為攝護腺癌	2.48 倍（2.25–2.74）
一等親人診斷出患病時小於 65 歲	2.87 倍（2.21–3.74）
一等親人診斷出患病時 65 歲以上	1.92 倍（1.49–2.47）
二等親人在任何年齡被診斷為攝護腺癌	2.52 倍（0.99–6.46）
兩個或更多一等親人在任何年齡被診斷為攝護腺癌	4.39 倍（2.61–7.39）

的風險，會比無家族病史的男性高出兩到三倍。（表1）此外，乳癌家族史也與攝護腺癌風險增加有關，美國國家癌症研究所（National Cancer Institute，NCI）數據指出，有乳癌家族史的人患攝護腺癌的整體風險增加百分之二十一、罹患致命性攝護腺癌的風險增加百分之三十四，值得注意的是，有攝護腺、乳癌/卵巢癌家族史的男性，與僅有攝護腺癌或乳癌/卵巢癌家族史的男性相比，男性罹患攝護腺癌的風險更高。這樣的影響是雙向的，攝護腺癌的家族史同樣與女性罹患乳癌風險增加有關。相關疾病主要是由於DNA損傷修復途徑中的致病性變異，最常見的就是BRCA2基因。

腫瘤抑制基因突變增加罹患攝護腺癌風險

科學研究證實，許多癌症其實為源自於基因變異的疾病，隨著基因遺傳醫學科技的發展，已發現多種產生致病性變異的基因。癌症腫瘤細胞本身無法從父母遺傳給孩子，因為人體大部分的基因變異發生在體細胞，並不會遺傳到下一代，但生殖細胞（卵子或精子細胞）若存在增加癌症風險的基因變化，變異的基因則可能會遺傳，如上述

BRCA2 基因突變會影響遺傳性乳癌、卵巢癌與攝護腺癌的發生風險。雖然具備相關基因不代表一定會罹患癌症，但罹患特定腫瘤的風險會增加，研究顯示有高達百分之十的癌症可能是由遺傳性基因缺陷所引起。

目前已知人體細胞有兩種主要基因與腫瘤形成有關，分別是致癌基因與抑癌基因，致癌基因原本為正常基因，主要在促進細胞生長，一旦產生致病性變異，便會導致細胞加速增生，進而轉化為腫瘤，例如：導致慢性骨髓性白血病的費城染色體變異；抑癌基因則相反，主要是負責 DNA 的修復工作，抑制細胞增生，當此基因出現變異，細胞的生長就像煞車壞掉一樣無法抑制，造成細胞過度分裂增生，就可能形成癌症。成對雙股染色體必須同時出現異常，才可能喪失細胞功能。如 BRCA2、BRCA1、TP53 等均為與攝護腺癌形成風險相關的抑癌基因，以及具有調控細胞生長、信號傳導及細胞凋亡等重要作用的 PTEN 基因。

近期研究發現，晚期攝護腺癌患者中頻繁出現 PTEN 基因缺失與異常，且隨著腫瘤分級的增加而升高，顯示 PTEN 可成為一種潛在的預測生物標記，不僅可能有助於攝護腺癌的風險分級，針對晚期攝護腺癌進行標靶治療的患者，也可藉由 PTEN 預測對於標靶治療的反應，成為一種有用的預後生物標記。此外，根據研究顯示，PTEN 缺失的腫瘤可能具有免疫抑制微環境，代表具有 PTEN 缺失的晚期攝護腺癌可能適合基於免疫的治療方法，包括透過調節免疫反應和腫瘤微環境來影響腫瘤生長的功能。

近年，基因醫學的發展在攝護腺的預防、個人化精準醫療上扮演關鍵的角色，隨著次世代定序技術與基因檢驗技術大幅進步，目前已發現 BRCA1、BRCA2、錯配修復基因和 HOXB13 等基因的致病變異會導致普通至中度的終生攝護腺癌風險。美國國家癌症資訊網 (NCCN) 攝護腺癌指引與許多國際泌尿科醫學會，均建議轉移性攝護腺癌患者接受基因檢測，因為基因檢測會影響後續治療的選擇，並歸納出有四類與攝護腺癌相關病人需要接受遺傳性基因檢測，包括一、轉移性攝護腺癌病人，二、高風險復發攝護腺癌病人以及家族史中有小於六十歲攝護腺癌患者的男性，三、家族史中有多位成員在未滿六十歲前診斷為臨床有意義的攝護腺癌 (clinical significant)，或一位成員死於攝護腺癌，四、有高風險遺傳性變異家族史，或母/父系其中之一帶有多種癌症的家族病史（像卵巢癌或乳癌等），符合以上條件或適應症的男性建議考慮進行ATM、BRCA1、BRCA2、BRIP1、CHD1、CHEK2、NBN、PALB2、PTEN、RAD51C、RAD51D、STK11、TP53與Lynch症候群基因（MSH2, MLH1, MSH6, PMS2, EPCAM）等基因檢測，以利疾病的風險與治療評估。

如何檢查、發現與診斷

攝護腺癌早期檢測可以在早期發現癌症，從而降低發病率和死亡率，因為攝護腺癌早期通常沒有症狀，因此患者多半不會察覺異狀，但是當腫瘤細胞增長與擴散，便會逐漸侵犯與壓迫到尿道、膀胱頸，就可能會出現排尿不順、血尿、射精疼痛等症狀，若是發展到晚期腫瘤骨轉移，則可能會出現背部、臀部、骨盆疼痛與骨折的風險。然而，臨床上亦有完全無症狀的患者。針對攝護腺癌的檢測，醫療團隊最重要的原則應是在最大限度地檢測侵襲性攝護腺癌和最大限度地減少過度檢測、過度診斷和過度治療之間取得平衡，若早期診斷、早期發現，亦可選擇透過積極監測和觀察，減少過度治療。（圖4）

攝護腺癌檢查有三項主要檢查輔助診斷利器：指診檢查（Digital Rectal Examination，DRE）、

圖 4：攝護腺癌示意圖

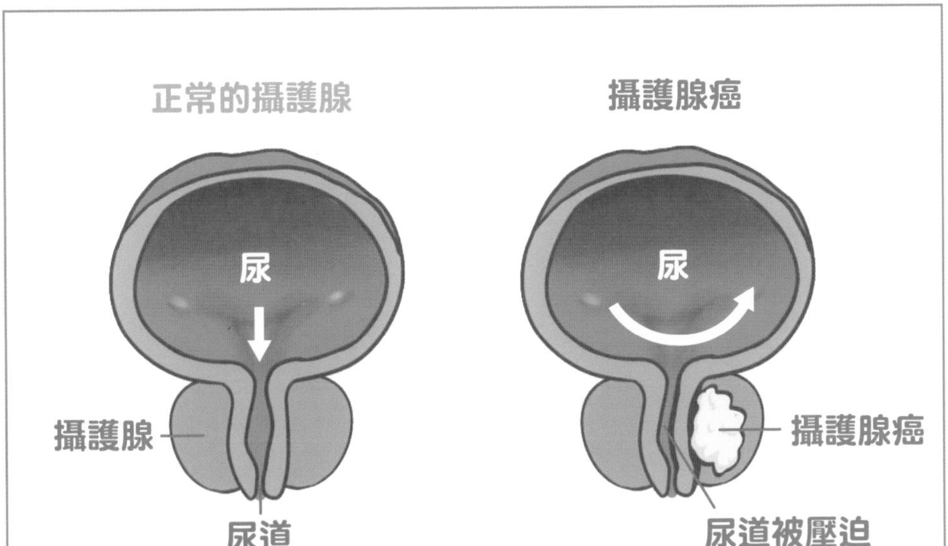

癌症血液指標攝護腺特定抗原（Prostate-Specific Antigen，PSA）以及經直腸攝護腺超音波檢查（Transrectal Ultrasound of Prostate-TRUS-P）。

指診檢查

醫師可直接觸摸攝護腺，瞭解是否有腫塊或硬化的現象，這是最基本的篩檢方式，攝護腺的軟硬程度、大小體積是重要的判斷依據，但是對早期而且無法觸摸到的腫瘤而言，肛門指診的效果就有限。（圖5）

圖5：指診檢查示意圖

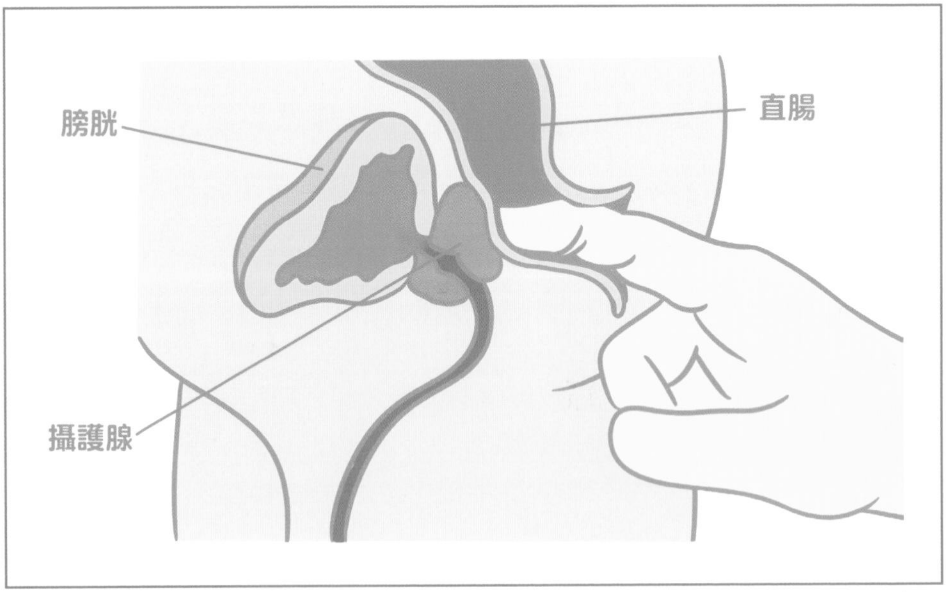

癌症血液指標攝護腺特定抗原檢查

攝護腺特異性抗原（PSA）是由攝護腺細胞產生的蛋白質，主要存在於精液中，但血液中也有少量。PSA的血液篩檢為目前攝護腺癌篩檢的首選檢測項目，以抽血檢驗血液中的PSA以奈克每毫升（ng/mL）為單位進行測量。隨著PSA水平的升高，罹患攝護腺癌的機率也會增加，但沒有設定的臨界點可以確定是否已罹患攝護腺癌。由於大多數未罹患攝護腺癌的男性，血液中PSA水準低於4 ng/mL，因此，許多醫生在決定男性是否需要進一步做其他檢測時，會以PSA指數4 ng/mL作為一個基點，也有醫生可能建議從較低水平如2.5或3 ng/mL進行評估。儘管如此，較低的指數並不能保證男性不會罹患癌症。根據美國癌症學會資料，臨床上，一般會將PSA指數臨界範圍訂在4到10之間，可說是灰色地帶，此指數範圍罹患攝護腺癌的機率約有百分之二十五，若是指數超過10，罹患攝護腺癌的機率超過百分之五十。

不過，在評估PSA指數時，醫師也會依據患者年齡來調整參考數值，約翰霍普金斯大學公布之「攝護腺癌：特定年齡篩檢指引」建議，在好發癌症的美國來說，四十至五十歲的男性若PSA指數大於2.5 ng/ml可被認為是異常；對於六十多歲的男性，PSA指數大於4.0 ng/ml則可被視為異常。如果PSA分數在一年內上升超過0.75 ng/ml，也可能被視為異常。（表2）

此外，由於攝護腺出現病變或良性攝護腺肥大等症狀，PSA均有可能會升高，因此若是PSA指數過高，通常會再檢查其他可能引致指數升高的因素，如檢測游離攝護腺特異抗原（free PSA）與整體PSA值的比例來進行鑑別，良性攝護腺肥大患者的游離攝護腺特異抗原的百分比明顯高於攝護腺癌患者，可清楚區分攝護腺肥大與攝護腺癌，若是PSA值落在4－10 ng/mL的病患，其游離PSA與PSA比值若小於零點二六，判斷為為惡性腫瘤的機率極高，則建議以侵入性組織切片做進一步診斷。

表2：年齡與PSA數值對照

年齡	PSA（ng/ml）
40-49	0-2.5
50-59	0-3.5
60-69	0-4.5
70-79	0-6.5

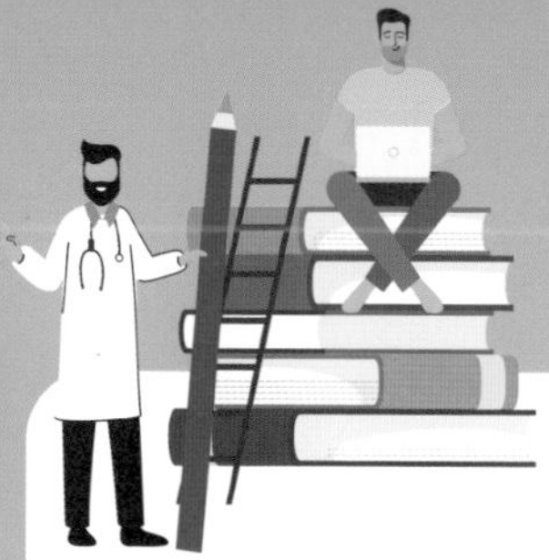

醫學小百科

早期攝護腺癌主要的篩檢方法是以抽血測攝護腺特異抗原 (PSA) 指數和肛門指診為主，若 PSA 值過高，一般確診需要做經直腸攝護腺切片，進行病理檢驗，但切片手術除仍有漏診率外，還需進行麻醉且有併發症風險，若想在術前，提高診斷的準確率，目前國內引進兩項攝護腺癌檢測新利器，「攝護腺健康指數（PHI）」搭配「高階多參數磁振造影（mpMRI）」。兩者可各自檢驗，亦可搭配組合進行，有助於診斷出中、高度惡性攝護腺癌。

一、「攝護腺健康指數（PHI, prostate health index）」，由抽血檢驗 PSA 衍伸，研究顯示，PSA 值為 4 ～ 10 ng/ml 之間，若 PHI 指數大於三十五以上再安排切片，切片陽性率可提升兩至三倍，或可再搭配高階多參數磁振造影，做更進一步評估與精準切片。

二、高階多參數磁振造影（mpMRI）：對於 PSA 值高於標準的患者，也可考慮自費進行 mpMRI，MRI 可清晰呈現攝護腺影像，進一步偵測腫瘤存在的位置，並以「PI-RADS」評分系統，分級判斷攝護腺是否有可疑病兆以及病兆為惡性的可能性，此系統的評分可分為 1 ～ 5 等級，分數等級 愈高，則愈有可能是攝護腺癌。若確認病兆，則可結合影像超音波導引方式，進行核磁共振融合精準切片，提高切片準確度與診斷率。

經直腸攝護腺超音波檢查

經直腸的攝護腺超音波檢查可以偵測到較細小的病灶，接著以超音波導引到病變處抽取組織做病理化驗，一旦證實有癌細胞存在，再根據期別及病患整體狀況來擬定治療計畫。

攝護腺癌的風險評估與分級系統

除了前述所提三項重要的檢查工具，另有輔助鑑別是否為攝護腺癌的常見依據，例如葛里森分數（Gleason score）是攝護腺病理中很重要的一環，是一種分級系統，主要依據癌細胞分化的情況以及所占的範圍決定，分數愈高，病況愈不好。將腫瘤樣本置於顯微鏡底下，依據細胞分化的程度分為一到五級分，分化最成熟為一級分；最不成熟則為五級分。（圖6）

攝護腺腫瘤通常由具有不同等級的癌細胞組成，因此為每位患者

圖 6：葛里森分數分級程度

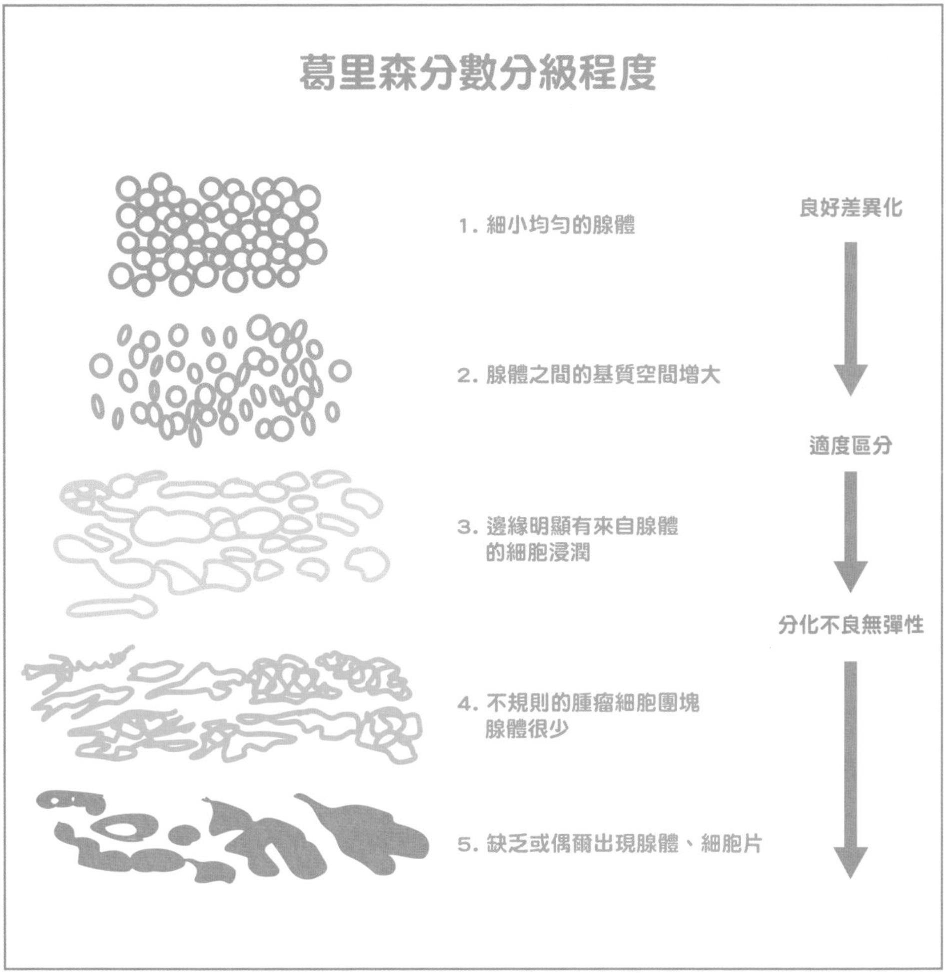

葛里森分數分級程度
1. 細小均勻的腺體
2. 腺體之間的基質空間增大
3. 邊緣明顯有來自腺體
的細胞浸潤
4. 不規則的腫瘤細胞團塊
腺體很少
5. 缺乏或偶爾出現腺體、細胞片
良好差異化
適度區分
分化不良無彈性

分配了兩個等級：初級等級來描述構成腫瘤最大區域的細胞，給出次一級來描述下一個最大區域的細胞。由於會同時呈現占最大面積與第二大面積的分數，所以三加四及四加三，雖然加起來都是七級分，但是四加三的患者情況則會比較差，這是因為所占面積最大的關係。大多數癌症的評分為三級分或更高，評分愈高，癌細胞愈有可能快速生長與擴散，當總分大於八級分時，則可能出現轉移，存活率也比較低。（表3）

表 3：葛里森分數風險分級

風險	葛里森分數
低 / 非常低	小於等於 6
中度	7（3+4）
	7（4+3）
高 / 非常高	8
	9-10

葛里森分數搭配其他檢查，精準確認癌症臨床分期

剛診斷出攝護腺癌時，醫師會先評估攝護腺癌的風險，風險愈高，疾病的進展可能愈快，轉移的機會也愈高。除了葛里森分數大於八級分之外，若在攝護腺以外的地方發現腫瘤細胞，就要小心可能是高風險攝護腺癌，病人的病程進展較快，若存活期預計超過五年，建議積極接受治療。當出現攝護腺癌轉移時，症狀會變得多樣，患者更不舒

服，包括經常出現的骨轉移，需做進一步檢查，這時核磁共振掃描（MRI）以及骨掃描（Bone scan）便派上用場。

整體而言，葛里森分數對於預測攝護腺癌非常有用，醫師會同時參考其他因素，有助於確定攝護腺癌的分期，包括：（表4）

- PSA數值
- 指診檢查的結果
- 含有癌症的活檢核心樣本數量
- 構成每個活檢核心樣本的癌症百分比
- 如果在攝護腺的一側或兩側發現癌症
- 如果癌細胞已經擴散到攝護腺以外

國際TNM攝護腺癌分期系統

在早期診斷方面，美國泌尿學會、美國癌症學會建議五十歲以上男性每年應接受例行肛門指診檢查、攝護腺特定抗原檢查，但若是家族中有罹患攝護腺癌的病人，應提早至四十五歲開始每年接受一次檢查。臺灣臨床醫學界的共識為，當患者攝護腺特定抗原數值或指診任一項不正常時，都應與病人討論進行經直腸超音波引導切片檢查（biopsy）。

根據美國癌症聯合委員會所制定的 TNM 攝護腺癌分期系統（AJCC 8th Edition 2016）TNM Staging Classifications，是攝護腺癌分期的一種方法，以腫瘤大小、淋巴轉移及遠端轉移作為分期，描述癌症的大小及其生長程度。

在第一、二期就接受積極治療，仍有百分之八十至八十五的機會能夠根治。
腫瘤已侵犯到攝護腺周圍組織，如果沒有接受治療，可能僅存五至八年的壽命。
癌細胞遠端轉移至其他器官，最常見的是骨骼侵犯，約占百分之八十至九十，尤其是脊椎，病人會出現明顯的骨頭、背、脊椎疼痛等不適症狀，也可能轉移至肝、肺、腦等。若未接受治療，生命可能只剩三至五年

表 4：攝護腺癌的臨床分期說明

期別	PSA 數值	葛里森分級	TNM 分級
第一期	低於 10 ng/ml	分級一（分數低於六）	• 腫瘤還侷限在攝護腺內，尚未擴散，並只出現在攝護腺單側的一半或更小處。 • 無法透過影像學檢查看到腫瘤
第 2 期	至少 10 ng/ml 但低於 20 ng/ml	2a 葛里森分級一（分數低於六） 2b 分級二（分數三加四等於七） 2c 分級三或四（分數三加四等於七或八）	癌細胞尚未擴散到攝護腺以外 2a. 透過肛門指診與影像檢查可以發現腫瘤 腫瘤，可能出現在攝護腺單側的一半、過半處或雙側攝護腺 2b & 2c 肛門指診與影像學檢查可能檢查不出腫瘤（T1 或 T2）
第 3 期	PSA 數值至少 20 ng/ml	3a&3b 分級一至四（分數小於等於八） 3c 分級五（分數九至十）	3a 癌細胞尚未擴散到攝護腺以外。肛門指診和影像學檢查可能檢查不出腫瘤（T1 或 T2） 3b 癌細胞已擴散到攝護腺以外，可能擴散到精囊（T3），或其他攝護腺旁組織，例如尿道括約肌、直腸、膀胱或骨盆等（T4）未擴散至淋巴結 3c 癌細胞不一定已經擴散到攝護腺鄰近組織（T1 至 T4） 癌細胞尚未擴散到附近淋巴（N0），或其他身體部位（M0）
第 4 期	任何 PSA 數值	任何葛里森分級	4a 癌細胞已經擴散到附近淋巴結（N1），但還沒有擴散到身體其他部位（M0） 4b 癌細胞不一定已經擴散到附近淋巴結（N1 至 4），但已經擴散到身體其他部位（M1）。

淋巴結 Lymph Nodes (N)

癌症是否已擴散至淋巴結

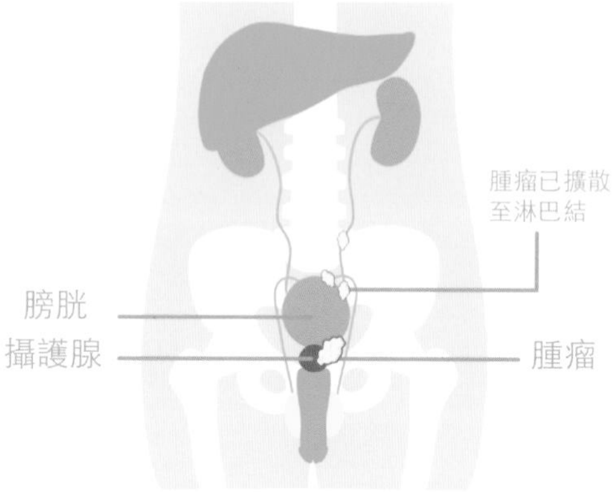

遠處轉移 Metastasis (M)

M1: 癌細胞遠端轉移至骨盆腔外之器官組織

M1a: 癌細胞轉移至骨盆腔外之淋巴結

M1b: 癌細胞轉移至骨骼

M1c: 癌細胞轉移至其他組織器官如肺

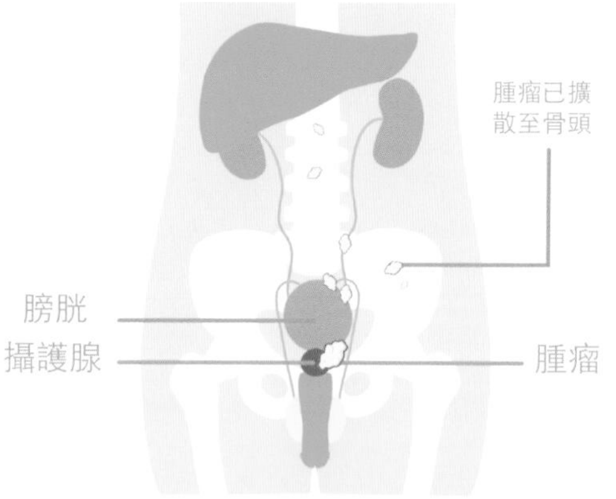

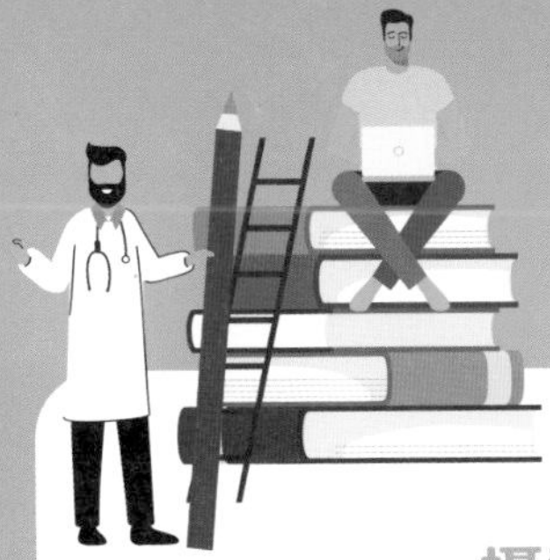

醫學小百科

攝護腺癌TNM分期系統

腫瘤 Tumour (T)

腫瘤描述癌症的大小或區域，有四個主要的 T 分期：T1 至 T4。

T1: 臨床上觸摸不到腫瘤，且無法通過影像學觀察到；腫瘤組織小於或大於百分之五

T2: 腫瘤仍侷限於攝護腺包膜內

T3: 腫瘤擴散至攝護腺包膜外

T4: 腫瘤已侵犯至其他身體器官，例如膀胱或骨盆腔壁

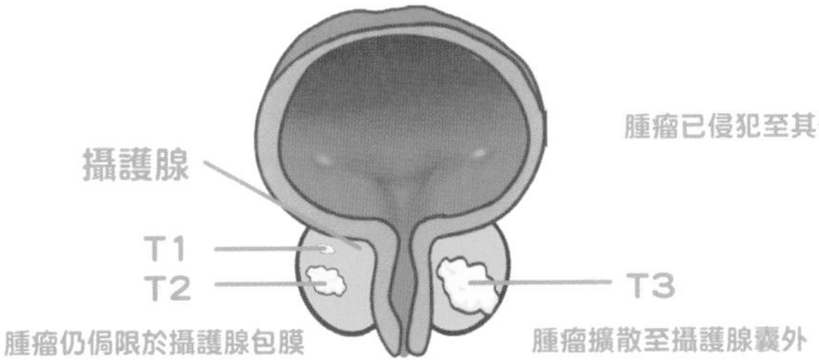

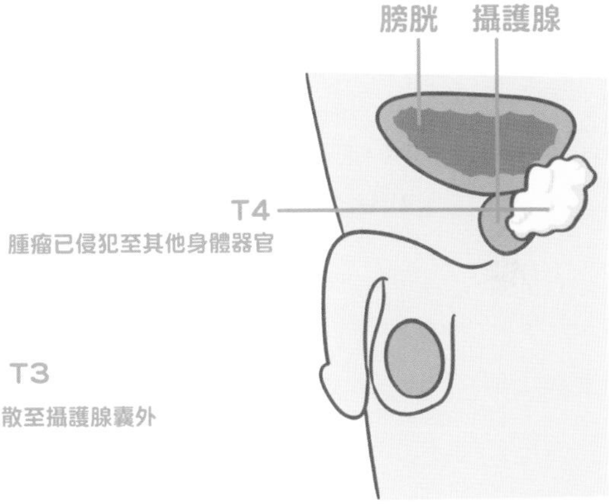

早期攝護腺癌患者的治療

攝護腺癌治療方式

針對早期侷限性攝護腺癌，目前國際治療指引均可見強調延後治療（deferred treatment）的價值（表5），所謂的延後治療包括了積極監測（active surveillance）與觀察等待（watchful waiting），延後治療並非犧牲治癒機會，而是透過系統化的評估以避免過度治療的情況，若患者的癌細胞分化狀況良好、僅侷限於小範圍，且病患可能有其他的疾病會對生命造成更大的威脅時，則可以考慮延後治療。醫療團隊應綜整病患預期壽命、疾病進展的風險高低、可能的致死的其他合併症（如使用合併症共病指標CCI, charlson comorbidity index）等因素，使被診斷為攝護腺癌的患者能在進行積極的活體組織切片檢查前，提供其最佳的治療建議，包括密切的追蹤等。

表 5: 關於主動監視和觀察等待的定義

	積極監測	觀察等待
治療期待	小於等於 6	小於等於 6
後續處置	依預定之治療計畫期程 Pre-defined schedule	患者個人化處置方式 Patient-specific
Assessment/markers used 使用的評估 / 標記	DRE, PSA, MRI at recruitment, re-biopsy 肛門指診、PSA 篩檢、磁振造影檢查、重複切片檢查	Not pre-defined, but dependent on development of symptoms of progression 依疾病症狀的進展而定
Life expectancy 預期壽命	> 10 years 大於十年	< 10 years 小於十年
Aim 目標	Minimise treatment-related toxicity without compromising survival 在不影響生存的情況下最大限度地減少治療相關的毒性	Minimise treatment-related toxicity 最大限度地減少治療相關的毒性
Eligible patients 適用患者	Mostly low-risk patients 低危險群患者	Can apply to patients with all stages 可適用於各階段的患者

攝護腺癌的治療方式相當多元，醫療團隊需應從不同疾病期別、患者的年齡與家族史、風險預估與預後狀況等多面向進行評估，目前早期攝護腺癌的治療選擇包括了上述的延後治療、攝護腺根除手術（腹腔鏡手術與達文西機器手臂微創手術）、腫瘤根除手術（海扶刀與冷凍消融手術）與放射線治療，以根除腫瘤、維持生活品質與降低復發率為主要治療目標；中、晚期攝護腺癌由於腫瘤已出現擴散與轉移，治療則以藥物與多元合併療法為主，若患者適合手術，仍可先採取根除性手術，同時搭配放射線或荷爾蒙藥物，以提升腫瘤控制率，若藥物治療已產生抗性，則可考慮進行化學治療搭配新一代荷爾蒙藥物，以及標靶與免疫療法等，以控制腫瘤、延長存活期為目標。更多關於攝護腺癌的多元治療方式將於接續章節詳細說明。

攝護腺癌手術治療適合早期患者

在攝護腺癌初期侷限型的階段，消除癌細胞大多以根除手術、放射線治療為主；若已經發生癌細胞轉移，那麼就會建議使用藥物做輔助治療，達到控制病況的目的；最後階段如果藥物不起反應，那麼建議做化學治療。依照癌症期別，而有不同的治療方法，但最重要的觀念仍需與醫師討論自己的期待以及在照護路途上，最重要的價值是什麼？針對臨床早期侷限性攝護癌患者，除了多元的放射線治療選擇，最主要的根除手術也已進步發展為各項微創手術，包括機械手臂微創手術、海扶刀（高強度聚焦超音波）與冷凍治療等，在安全、降低毒性和改善功能結果等面向之表現，均可成為目前患者治療選項的考量。（圖8）

圖 8: 攝護腺癌的多元治療

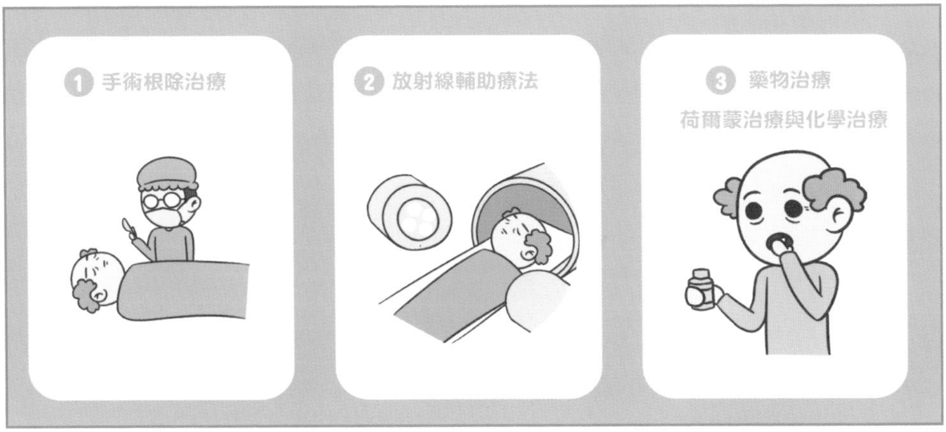

機械手臂微創手術系統

機械手臂微創手術的多元應用

機械手臂手術系統在二〇〇〇年經美國食品藥物管理局（FDA）核准使用，開啟了外科手術新紀元，也是FDA首次批准手術器械和照相機／顯微鏡器具的包羅萬象的系統。（圖9、9-1）

機械手臂微創手術的3D放大螢幕使外科醫師能夠清晰地觀察手術區域。泌尿外科手術、腹腔鏡手術、一般非心血管胸腔鏡手術、胸腔鏡輔助心臟切開術等這些術式，都可選擇以機械手臂微創手術進行，若有攝護腺、心臟、消化系統、膀胱、腎臟、膽囊等器官的疾病，都可以與醫師討論，考慮選擇

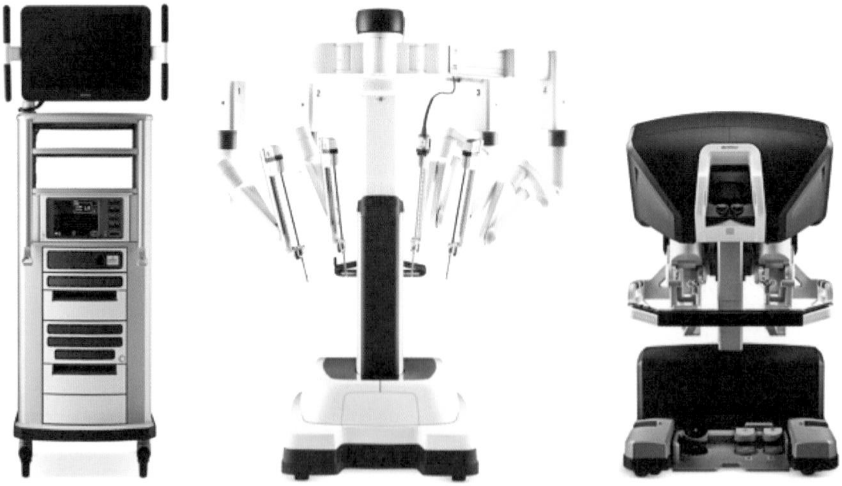

圖9：達文西機械手臂輔助手術系統

這種精密化僅微小傷口的手術方式。

機械手臂微創手術克服傳統手術困難

操作機械手臂手術系統可以大幅加強器械運作的靈敏度、精準度、以及即時無誤差的直覺式手感操控，這套系統可以經由類似腹腔鏡手術的狹小傷口，完成傳統開腹手術所執行的複雜步驟，將病人的創傷降到最小。機械手臂微創手術系統所帶來的創新手術方式，逐漸被全世界的外科醫師所採用。以攝護腺癌來說，近二十年來，臺灣五十歲以上男性，攝護腺癌發生率

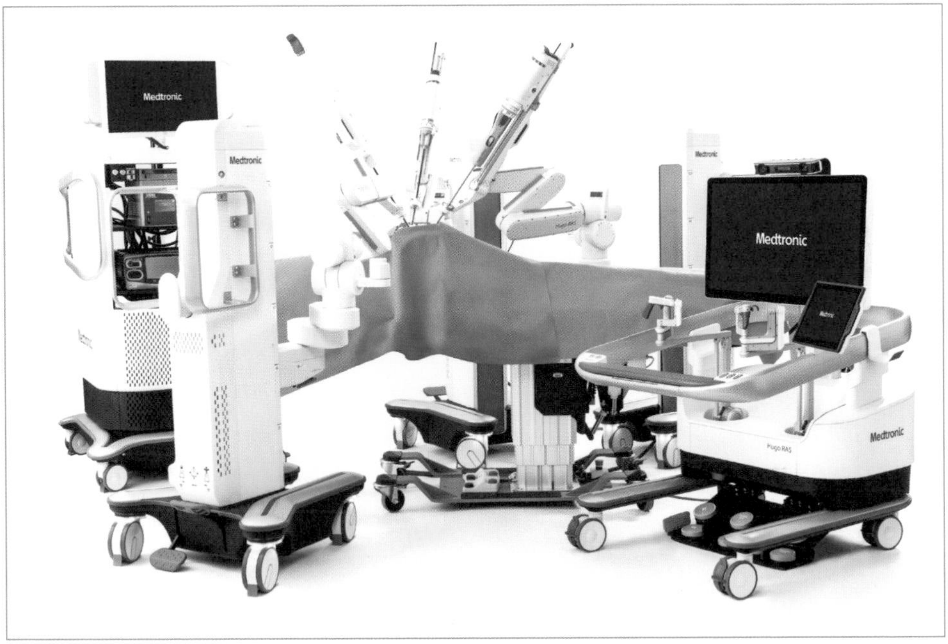

圖 9-1：Hugo System 機械手臂輔助手術系統

與死亡率都上升了兩倍至三倍，雖然罹癌人數及死亡人數尚較歐美等國低了許多，但仍有逐年上升的趨勢。而歷年來臺灣男性罹患攝護腺癌人數持續增加的原因應該與逐漸增加的PSA篩檢有關，其中又以早期攝護腺癌為主。而早期攝護腺癌的標準治療仍以根除性手術為首要選擇，由於攝護腺位於骨盆腔的最底部，對傳統開腹手術來說造成相當大的困難。此外，攝護腺切除後需要進行膀胱及尿道的接合，此步驟更是腹腔鏡手術最難克服的地方。機械手臂微創手術能夠提供更細膩及精準的切割及縫合，不僅能有很高的腫瘤控制率，術後的尿失禁比例及性功能喪失情形都能降到最低。

機械手臂微創手術併發症發生率較低

機械手臂微創手術能完成許多傳統腹腔鏡無法達成的手術，但如同腹腔鏡一樣，仍有一些情況使得手術仍會受到限制。以攝護腺根除性切除手術來說，若病患之前有接受過腹腔內手術導致嚴重腹內沾黏，或是病患之前接受過長期荷爾蒙治療或是發生過反覆的攝護腺發炎，使得附近組織嚴重沾黏，則會增加手術的困難度，及無法完全清除攝護腺惡性細胞的風險。另外，若是病患本身的重大慢性疾病如心肌梗塞或是肝硬化等，使得生理機能高度有可能無法克服麻醉風險時，也可能是無法接受機械手臂微創手術的限制條件。

首例機械手臂攝護腺輔助切除術於二〇〇〇年完成，根據一項根治性攝護腺癌切除術與機器人手臂輔助攝護腺癌切除術的前瞻性比較數據，機械手臂組的手術時間相似（一百六十分鐘 vs. 一百六十三分鐘）、失血量顯著減少（150ml vs. 910ml），術後導尿時間更短（七天 vs. 十五．八天）、更快的平均勃起恢復時間（一百八十天對四百四十天）。此外，機械手臂組的併發症發生率較低（百分之五 vs. 百分之二十）。

海扶刀無創手術

海扶刀是一種無創的新療法，以超音波穿過皮膚，將高熱能照在攝護腺腫瘤上的熱熔法，使焦點區域產生高溫，讓攝護腺腫瘤組織壞死，達到無創消融攝護腺腫瘤的目的，也被稱為「高能聚焦超音波手術（FUS：Focused Ultrasound Surgery）」。因為不需要切開皮膚、劃出傷口，不需要穿刺就可以殺滅體內腫瘤的新技術，又被歸類為「無創手術」。（圖10）

目前在歐美的運用趨勢為確認癌細胞範圍後只進行局部燒灼破壞，不需要整個切除，就好比一顆蘋果若有一處出現斑點，那麼就去掉那個區域即可，不避整顆丟棄，對神經、排尿功能的保留較好。

圖10：透過直腸插入的圓柱形探頭，發射超音波能量，讓細胞產生凝固性壞死

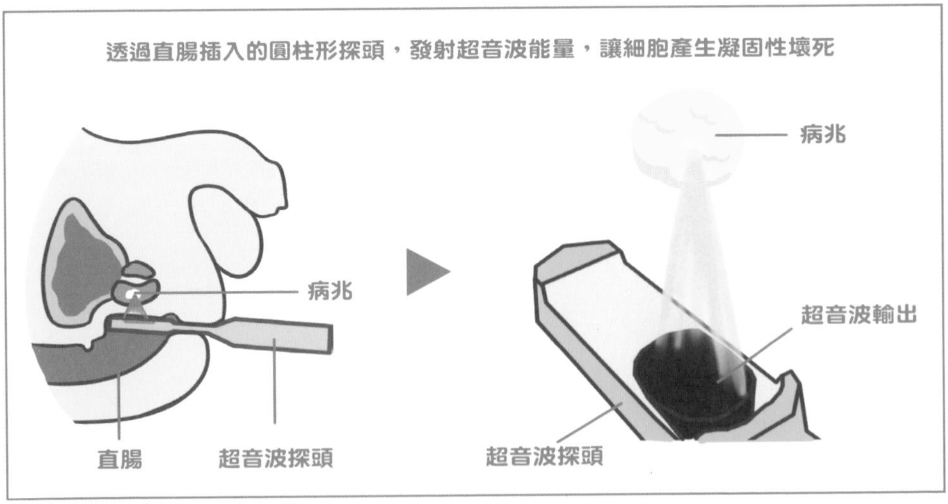
透過直腸插入的圓柱形探頭，發射超音波能量，讓細胞產生凝固性壞死
病兆
直腸
超音波探頭
病兆
超音波輸出
超音波探頭

海扶刀治療過程

以海扶刀手術治療早期局限型攝護腺癌，病人需進行全身麻醉，醫師會將直徑約五公分的治療探頭，從肛門深入至直腸位置，透過超音波探頭加熱到六十五至八十五度高溫，將高聚焦的熱能集中在攝護腺病兆上，達到消融破壞癌細胞的治療效果。在治療的過程，可以根據治療計畫，透過即時影像的呈現，控制與調整探頭位置，以確保高能聚焦超音波能精準的照射治療範圍。若是患者有攝護腺肥大問

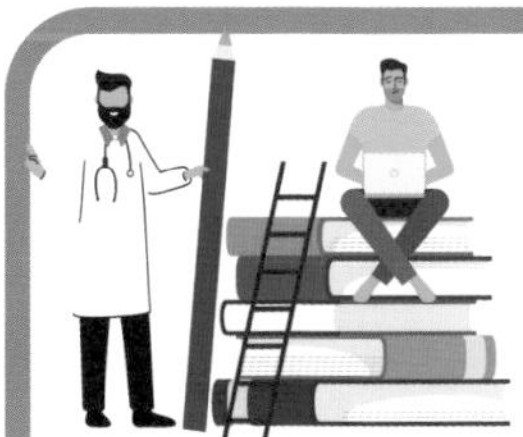

醫學小百科

針對攝護腺仔細檢查，術前可以搭配多參考核磁共振（MRI），找出病灶。過去核磁共振掃描儀的功能是確診後的癌症分期，現在功能提升，作為診斷前的檢查工具，再以 MRI 融合精準切片技術，以影像座標定位，輔以超音波，將圖像疊合後做精準融合切片，患者免受重複奔波來回做檢查的麻煩，也可提高切片準確度、增加攝護腺癌偵測率，更精準找出並確認癌細胞分布範圍。早期發現、早期診斷，不用開刀即可消滅腫瘤細胞。

使用核磁共振與超音波影像融合引導系統輔助切片前，須先接受多參數核磁共振（MRI），由專門的放射科醫師與泌尿科醫師判讀並定位疑似的腫瘤病灶，描繪出攝護腺與腫瘤輪廓，並重建前列腺的 3D 影像。

題，則須於術前先作經尿道攝護腺刮除術，使攝護腺體積縮小，觀察二至三週確定無出血症狀後，再進行海扶刀手術，才能有較佳的治療效果，以及減少術後尿道狹窄等併發症的發生機率。

海扶刀治療優點與應用

海扶刀手術是將高熱能聚焦在病兆，可進行標準或局部精準治療，優點在於攝護腺外的臨近器官組織，包括直腸、外括約肌與攝護腺旁的神經叢，並不會受到破壞，整體手術時間約兩小時內即可快速完成，無傷口、不出血，術後恢復快，手術當日或隔日即可出院返家，可有助提升病患生活品質。因此，該手術較適合中高齡、心肺功能較差、麻醉風險較高的第一、二期攝護腺癌患者，對於排斥手術或擔心過度治療引發併發症的患者，也是另一個有效且安全的治療方式。（表6）海扶刀目前可適用的症狀包括早期侷限性攝護腺癌、手術後或手術併用放射治療失敗後進行的救援治療，以及侷限性攝護腺癌接受放射線治療失敗後的救援治療。

表 6：適合海扶刀的患者類型

特別適合的患者
PSA 小於 15
葛里森分數小於等於 7
癌症分期 T1-T2
攝護腺體積小於 40ml

不過目前健保並未給付海扶刀手術，民眾需自費選擇此治療項目。

海扶刀手術併發症

根據國內外臨床研究顯示，國內海扶刀長期無復發率為百分之七十三，近年國外一項多中心研究，針對非轉移性攝護腺癌患者的局部治療，五年無轉移存活率可高達百分之九十八。海扶刀手術治療後可能會出現包括尿道狹窄引起的排尿障礙、尿失禁、頻尿等現象，併發症包括：泌尿道感染百分之二到四十八；膀胱頸與攝護腺窩狹窄百分之十五，患者可能需再次接受經尿道手術將狹窄處切開；I級壓力性尿失禁百分之四點六至一點六；勃起功能喪失若為局部則為百分之十。相關併發症於國內外研究數據因主要研究方法、地理區域、患者腫瘤期別與風險方向略有不同，以下歐洲泌尿協會最新資料可作為另一參考數據。（表7）

表7：海扶刀術後可能的不良反應

急性尿滯留	10%
勃起功能障礙	23%
尿道狹窄	8%
直腸疼痛或出血	11%
直腸尿道瘻管	0-5%
尿失禁	10%

冷凍治療

冷凍治療又稱冷凍消融手術，是除了海扶刀手術外另一項低侵入性手術的選擇，與海扶刀同為靶向治療系統，主要是利用金屬傳導低溫，造成組織的破壞，藉以冷凍並殺死癌細胞，由於部分藉由氬氦氣來進行過程中的冷凍與加熱，因此也稱為「氬氦刀」手術。

冷凍消融手術治療過程

冷凍消融手術需採取全身麻醉，醫師會透過 TRUS 超音波探頭的影像引導，將多個空心探針穿刺過肛門和陰囊之間會陰處的皮膚，進入到攝護腺腫瘤組織，然後用極低溫的氣體，通過探針來快速冷凍攝護腺組織和周邊神經血管束以成為冰晶，讓腫瘤細胞凍死，再透過升溫產生的溫差變化，使腫瘤細胞崩解死亡，過程中會進行兩次凍融循環。為了確保不會對附近組織造成太大損害，醫師會在過程中仔細觀察超音波，並以溫鹽水灌注尿道導管，或插入尿道加熱器，以防止其結冰，手術時間也是約兩小時，大多數病患當日或隔日即可返家。（圖11）

冷凍消融手術治療優點與應用

冷凍消融手術可有效殺死腫瘤與周邊細胞組織，包括支援腫瘤細胞的周邊血管，也會因冷凍而達到使腫瘤缺血並進一步壞死的效果。由於手術侵入性低，術後傷口小且失血量少，住院與恢復期也更短，因為其靶向系統的特性，術後可保留周圍的正常組織與器官功能，降低術後副作用的發生，患者在術後同樣能享受良好的生活品質。因此相當適

圖 11：冷凍治療的手術圖

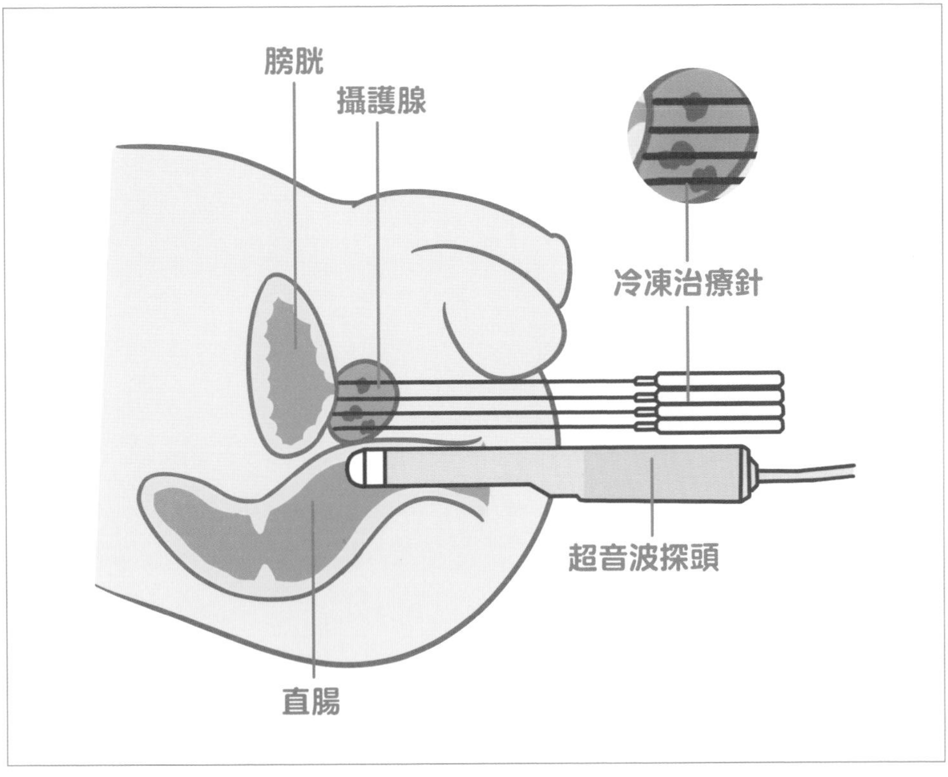

合年紀大，體力與健康狀態不佳，且擔心術後併發症風險的病人。目前在台灣，冷凍治療常被應用於攝護腺、肝、腎與肺部等器官各種惡性腫瘤治療，較適合使用於初期（第一、二期）局限型的腫瘤或是轉移處之腫瘤的局部控制。

冷凍消融手術的併發症

冷凍消融手術治療後，大多數男性在術後一兩天內，會出現尿液中有血、穿刺部位疼痛與陰莖或陰囊腫脹的常見現象，也可能會影響膀胱和直腸，出現疼痛、灼熱感，但大部分症狀，隨著時間推移，都會恢復正常。根據國際泌尿學會治療指引資料顯示，冷凍治療後長期的無復發存活率高達八到九成，由於冷凍治療會損害攝護腺附近控制勃起的神經，相較根治性攝護腺切除手術，勃起功能障礙在術後更常見，相關術後可能的併發症，則包括：尿失禁（大部分輕微，通常一個月後可改善）、勃起功能障礙（可使用勃起功能障礙藥物來改善）、直腸疼痛與出血及直腸尿道瘻管形成。

醫病共享決策：手術治療成功定義的三個完美（Trifecta）

攝護腺癌是一種進展緩慢的癌症，攝護腺癌的治療方法依照臨床分期和型態、病人預期等，各有不同的合適之處，針對腫瘤侷限於局部，並處於早期階段時，多建議以手術根除。

由於攝護腺的位置在腹腔較深的地方，以手術治療而言，有相當的困難度，切除腫瘤細胞時，需要貼合表面的膜，盡可能不傷害神經或泌尿系統等其他組織，也是醫師追求的目標。但是癌症治療不能僅考慮單一方面的清除癌細胞就好，還要考量患者之後的生活品質，總不能病人活下來了，可是過得不好、生不如死，那不是對於治療的渴求，患者還是希望能過上幸福的日子。很重要的觀點是病人的生理條件、心理強韌度，有些患者雖然發現的時候已是晚期，但決定好好安排剩下的日子；有些患者確定診斷時仍在打拚事業，那麼就要與病人討論對於預後的期待是什麼？六十歲以下的患者多半身體恢復的情況較好，功能上也不會損失太多，頂多加上藥物或裝置的輔助；但如果是七十、八十歲的患者手術風險較高，本身若又有發炎的情況，術後容易沾黏，那麼就更需要與病人討論是不是可以犧牲性功能，以根除腫瘤細胞為主。隨著醫療技術和治療觀念的進步，這些都可以與病人一起在做醫療決策之前，蒐集資料、詳細討論適合的方案。

採取手術根除治療，主要針對當腫瘤侷限於局部發生、處於早期階段時，但手術治療有三大構面都需達成，才稱得上是三好的共同局面：癌症根除、無尿失禁、勃起功能正常，這三者交集的中心區域，就是攝護腺癌手術治療的三個完美境界，能夠兼顧生命的長度與生活的品質。

攝護腺癌手術治療的三個完美

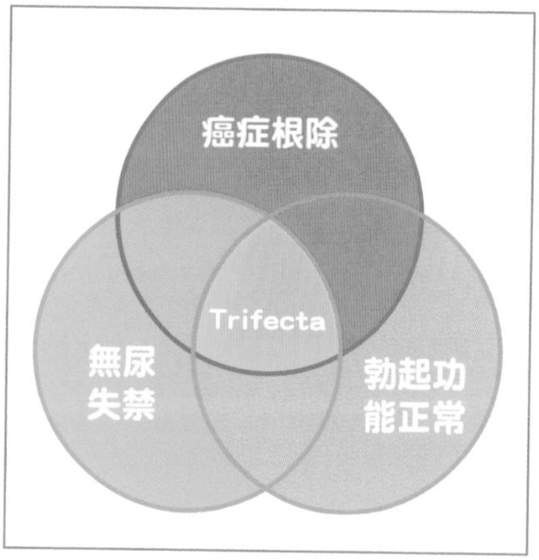

完美① 癌症根除

癌症根除等同於無癌存活，戰勝癌症，雖然攝護腺癌的治療多半是有效的，但重要的是必須向主治醫師確認沒有復發的跡象。關於觀察任何復發跡象的最佳方法有很多，但所有推薦的方案都包括密切監測 **PSA** 的簡單血液測試。病人心中也許有疑惑：「如果我的攝護腺已被切除了，那麼為什麼還要檢查 PSA？」。在手術切除攝護腺的情況下，**PSA** 數值預計會變為零（在大多數實驗室測試中，檢驗最低值小於 0.008～0.025 ng/ml 不等）。但是，如果使用放射線治療疾病，**PSA** 會降低但可能不會變為零。治療後監測 **PSA** 最重要的意義是確保數值沒有增加，否則可能代表疾病已經復發。攝護腺癌治療後監測建議在五年內每六至十二個月檢查一次 **PSA**，之後每年檢查一次，與主治醫師討論後，一起制定適當的監測時間表較好。

完美② 無尿失禁

大多數男性在攝護腺癌治療後會出現某種程度的泌尿功能障礙或漏尿。多數人會逐漸改善，大約在一年內恢復對排尿的控制。為了加底肌肉（肛門周圍的肌肉）數五秒，感覺像是要憋住尿或放屁的感覺。

Step3: 收緊五秒後，放鬆骨盆肌肉。

Tip2 多久做一次凱格爾運動呢？

您應該依計劃做十到二十次凱格爾運動，每天鍛煉三到四次。

當你做凱格爾練習時，記住不要屏住呼吸，不要收緊腹部、臀部或大腿的肌肉，而是緊緊地擠壓你的骨盆底肌肉，並想像你正試圖抬起這塊肌肉，而不是向下推。更重要的是每次擠壓之間，要記得徹底放鬆骨盆底肌肉喔！

認識骨盆底肌群

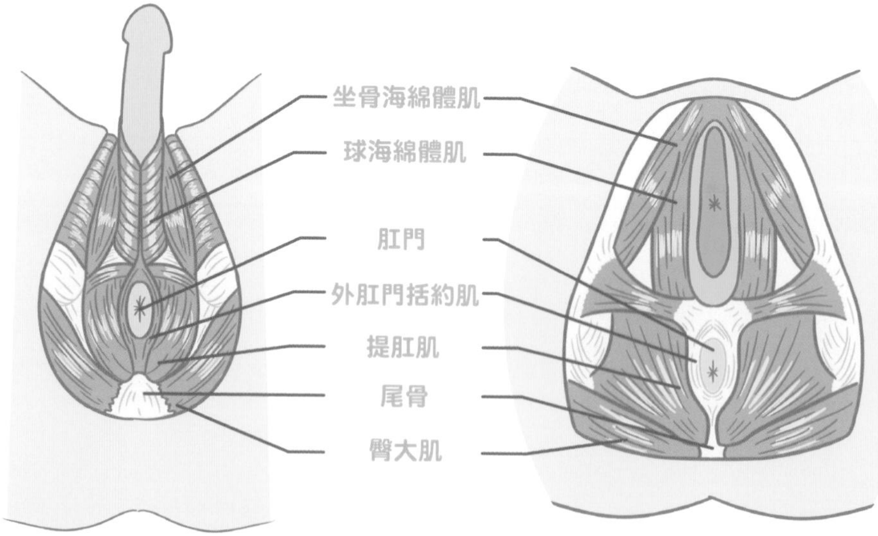

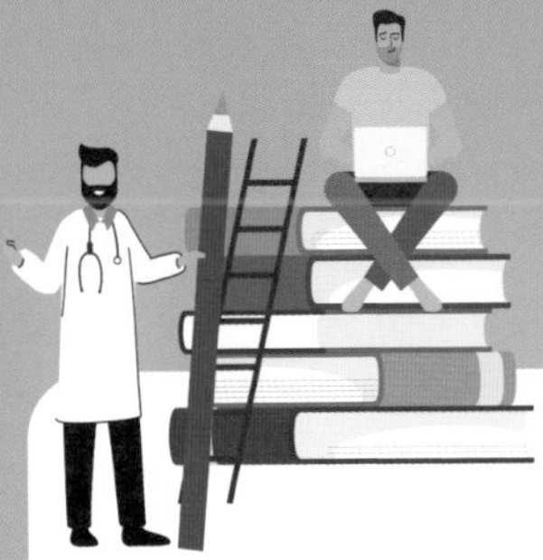

醫學小百科

術後不怕尿失禁，凱格爾運動來幫你！凱格爾運動（Kegel exercise）又稱「骨盆底肌群收縮運動（pelvic floor exercise），藉由持續性的練習，能增強人體的骨盆底肌肉，男女性均適用，不僅能對尿失禁的改善高達百分之八十，緩解會陰部疼痛，改善勃起功能障礙以及膀胱壁不正常收縮引起的膀胱過動（頻尿、急尿、急迫性尿失禁、夜尿）等，針對攝護腺癌術後，可能引起的泌尿功能障礙或漏尿的情況，更是相當有助益的術後復健運動，可大幅改善生活品質，對強化性高潮也有益處。

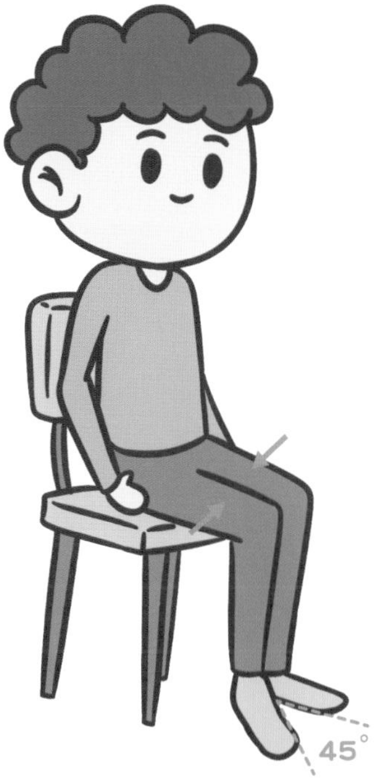

凱格爾運動的坐姿運動動作

Tip1 如何進行凱格爾運動？

先找一個舒服的坐姿，自然呼吸，基本上主要在擠壓收緊肛門週邊的肌肉，並於每次嘗試後放鬆。

步驟教學：

Step1: 最重要的就是先找到骨盆底肌肉，再依以下兩個步驟並鍛煉它。

Step2: 記住口訣「內縮陰莖加上收緊肛門」，吸氣後收緊骨盆速此一過程，進行鍛鍊以增強骨盆肌肉的力量（又名凱格爾運動）可能改善。然而，對於某些男性來說，排尿問題可能會持續存在。在許多這樣的情況下，膀胱症狀（尿頻、尿急等）可以很容易地透過藥物控制。在其他情況下，醫師可能建議使用尿道吊帶（旨在增加對尿道的支撐）或人工尿道括約肌，後者使用植入裝置保持尿道閉合，這些醫療設備可以大大改善需要一點幫助的男性尿失禁。

完美③ 勃起功能正常

雖然許多男性術後會恢復勃起功能，但這可能需要很長的時間（三至三十六個月），並且多達百分之五十的男性需要某種形式的治療，才能恢復勃起能力。考慮到此點，也許最重要的第一步是保持耐心，並在攝護腺癌治療後儘快開始康復過程。使用藥物可能對某些男性有所幫助，但也可能需要額外治療。勃起功能障礙的進一步治療有多種形式，輔以裝置或以藥物尿道栓劑或注射到陰莖勃起組織（海綿體內注射）的形式，可以增加血流量。（圖12）

圖 12：勃起功能障礙輔助裝置與藥物治療

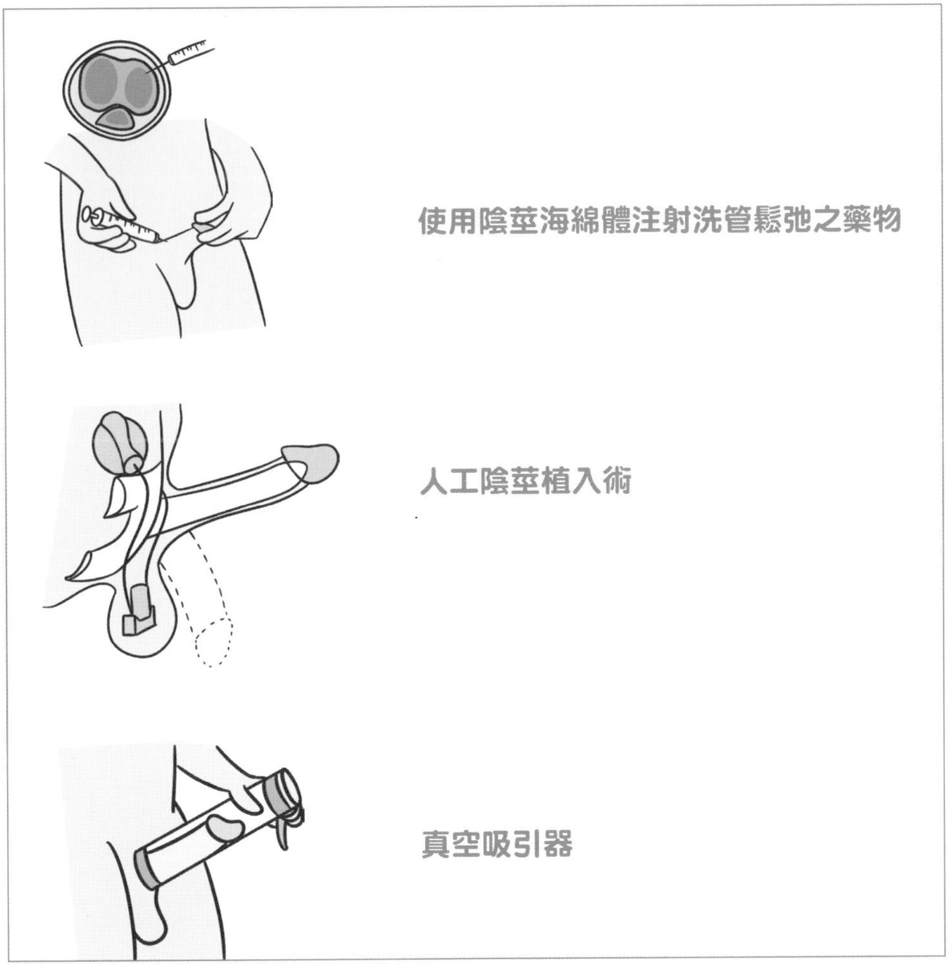

晚期攝護腺癌的多元治療

放射線輔助療法漸趨重要

放射治療的科技發展日新月異，也在攝護腺癌的治療中扮演相當重要的角色，針對早期侷限性的攝護腺癌患者，除了手術，體外放射線治療也是一線治療的選項，若是中晚期患者出現腫瘤轉移或於局部復發，在不適合開刀的狀況下，也可利用放射治療，達到良好的局部控制及緩和症狀的目標，此治療對於年紀大、不適合或不願意進行手術的患者，更是較為優先的選擇。

放射線治療可概分為體外放射線治療及體內放射線治療兩大類，體外放射線治療又可分為光子與粒子治療，近年引起廣泛討論的質子治療，即為屬於粒子放射線治療。體內放射線治療則是以近距離接觸消滅癌細胞為導向，因此又稱為「近接治療」，治療方式是將含有放射性物質的放射源置入患者體內的腫瘤位置，使其可以近距離釋出放射線以殺死腫瘤細胞。另一種放射治療則是體外遠隔照射治療方式將腫瘤細胞殺死。而新型具靶向特性的放射性同位素，一般以靜脈注射方式注射入人體，藥物會精準結合腫瘤位置，針對特定腫瘤進行毒殺，治療已發生骨轉移的放射性同位素鐳 -223 即屬此類，近期已剛獲得健保給付。使放射線治療邁向精準醫療發展的另一項創新放射療法為「攝護腺癌細胞膜特異抗原 **PSMA** 放射療法」(**PSMA radioligand therapy**)，結合標靶化合物與治療用放射性同位素，可精準殺死癌細胞，代表性藥物為首款通過臨床三期且或美國 **FDA** 核准上市的鎦 **-177**。本單元將針對目前較常採用的攝護腺癌放射線治療之機轉與趨勢做重點式的解析。

體外放射線治療

體外放射治療以白話來說，就是對準病兆，以光子或高速粒子直線加速來傳送高能量的放射線，藉由高能量的游離輻射來殺死癌細胞，過程中不需麻醉、也沒有傷口，但須採分次進行的方式，以有效擊殺腫瘤，同時保護周邊正常組織。體外放射治療發展主要著重於治療設備的精進，依不同的設備與療程方式不同，目前可分為下列數種技術，包括三度空間順行放射治療(Three-dimensional conformal radiotherapy, 3D-CRT)，強度調控放射治療(IMRT，intensity-modulated radiotherapy, IMRT)、弧形調控放射治療（Volumetric Modulated Arc Therapy, VMAT），及影像導航放射治療，又稱電腦刀(Image Guidance Radiotherapy, IGRT)等，各醫療院所常見的螺旋光子刀、銳速刀、加馬刀等均是廣義的影像導航放射治療，主要是在直線加速器上，可透過即時性電腦斷層影像，提供與修正位移誤差，使放射治療能夠更為精準。

國際臨床上，常以強度調節放射治療或弧形調控放射，搭配使用影像引導放射線治療，目標都是要給予腫瘤高劑量、少次數、精準的照射，以屏蔽與減少對腫瘤周圍正常組織的傷害，減少副作用的產生，並達到腫瘤有效治療，最佳的放射治療，除了需要先進的設備，更重要的是醫療團隊的專業與豐富臨床經驗。

隨著放射治療技術的進步，過往放射治療常引起的直腸、膀胱傷害的副作用也有顯著降低。治療中最常見的副作用包括疲倦、頻尿、解尿有灼熱感、血尿或腹瀉等症狀，約在治療後數週便會緩解。只有非常少數的病患會伴隨長期的尿失禁與性功能障礙。

體外放射線治療：質子治療

更進一步的放射線治療，就是近年新興的「質子治療」，質子治療與類似的重粒子治療，是以無數粒子聚成的能量射線，打向病兆處，且可以調控能量，在照射的路徑上維持較少能量的釋放，使放射線抵達設定的深度再釋放出最大的能量，這種特殊的物理性質稱為「布拉格峰（Bragg peak）」。

簡單來說，相較於其他放射線X光束治療，放射線在穿透組織和器官時，路徑上會持續釋出能量，會連帶使鄰近的直腸、膀胱等健康的器官接受到放射劑量，這也是目前X光放射線治療無法完全克服的情況。不過，質子治療就像深水炸彈，能將放射線劑量精準集中在腫瘤部位，並只在特定深度才一次釋出最大能量，以高劑量瞄準並消滅腫瘤，而攝護腺腫瘤後方的器官和組織則幾乎不會接受到任何放射線劑量，可大幅減緩副作用。（圖13）

體內標靶放射治療邁向精準醫療發展

許多攝護腺癌患者最擔心的就是癌細胞復發以及轉移，尤其是晚期骨轉移，表示對荷爾蒙藥物產生抗性而治療無效，又稱為轉移性去勢抗性攝護腺癌 (metastatic Castration-Resistant Prostate Cancer, mCRPC)，患者可能會發生骨骼疼痛、甚至嚴重也可能導致骨折與癱瘓，目前臨床上除了以藥物治療為主搭配放射治療，現在還有新型的靶向放射藥物 -223(Radium-223)，臨床試驗證實可延長存活期，也是目前唯一經美國食品藥物管理署 FDA 核准，適用於去勢療法抗性攝護腺癌，其合併有骨轉移且尚未有臟器轉移的病患。

在台灣有很大比例的攝護腺癌患者，到醫院初診斷就已是中晚期攝護腺癌，因晚期攝護腺癌骨移轉機率高達七到八成，主要由於骨骼環境適合攝護腺癌細胞生長，也有些患者是因骨頭疼痛就醫，經由骨科轉診泌尿科，才確認罹患攝護腺癌。鈣是骨骼的主要成分，攝護

圖 13：質子治療示意

質子治療可精準照射到治療區域，不發生散射，減少正常組織傷害

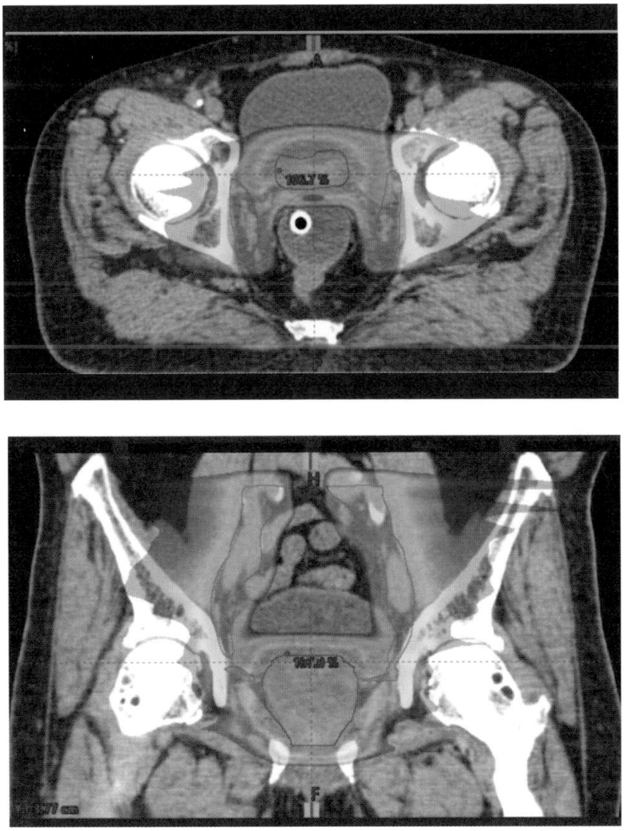

腺癌腫瘤骨轉移部位的骨骼，需要大量的鈣來進行骨骼的新生，鐳-223治療的作用機轉就是利用其化學性質與鈣相近，一旦將鐳-223以靜脈注射至體內，藥物就會像巡弋飛彈般自動導向到骨骼快速新生的部位，也就是骨轉移的病兆處，再藉由α粒子放射線能量的釋放，擊斃該處癌細胞。（圖14）

相對於體外放射治療，經靜脈注射的體內放射藥物治療，除了針對原發病灶外，也可治療轉移的腫瘤，由於放射線是

圖 14：靜脈注射放射性藥物—鐳 223

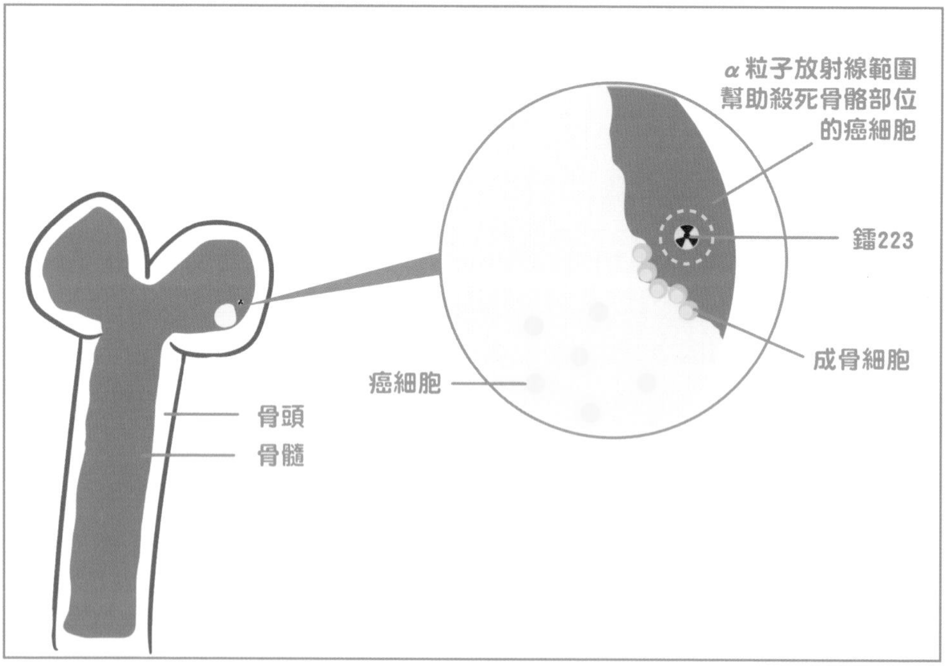

由體內發射，而非體外單點放射，加上具理想標靶特性的放射藥物，能於特定病兆處產生放射療效，如同鐳-223，可有效消滅骨骼部位的癌細胞，同時也降低對周圍正常組織的傷害，減少副作用的產生，不僅可改善生活品質，也能延長整體存活率。

鐳-223的療程為每個月施打一次，共施打六次，此藥物的優勢同時也是他的限制，就是此放射藥物僅作用在骨轉移處，因此無法影響原攝護腺病兆，優點是副作用低，造成骨髓抑制的風險也低。在接受鐳-223者中最常見的副作用包括腹瀉、噁心、嘔吐、四肢水腫等，症狀可隨療程結束後逐漸緩解。

另一結合標靶與放射療法的全新攝護腺放射配體療法Pluvicto（鎦177-PSMA-617），獲得美國突破性療法認定，同樣適用於轉移性去勢抗性攝護腺癌、且經荷爾蒙藥物與化學藥物治療無效的病患。

攝護腺癌細胞膜特異抗原PSMA（prostate-specific membrane

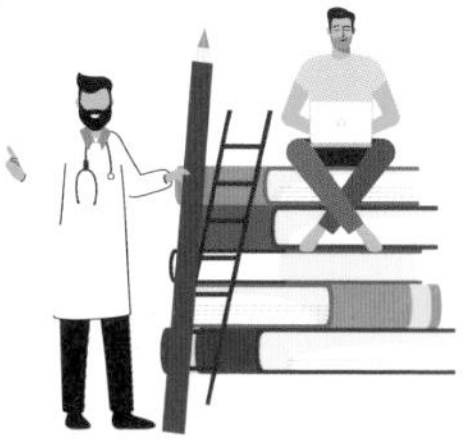

醫學小百科

攝護腺癌細胞膜特異抗原 PSMA 分子，賦予攝護腺癌在影像診斷與治療的全新觀點，以 68Ga 標記 PSMA 的放射性顯影劑 Locametz(Ga 68 PSMA-11)，已與鎦 -177-PSMA 同步獲得美國食品藥物管理署核准上市。

68Ga-PSMA 是一種放射性顯影劑，是首款使用於正子斷層掃描 (PET) 成像的藥物，可做為偵測攝護腺癌淋巴結以及遠端轉移的最佳工具，以非侵入性的偵測、診斷與進一步協助醫師擬定最佳治療方式。

例如 : 採取鎦 -177-PSMA 標靶放射療法的病患，也必須先進行 68Ga-PSMA 正子斷層掃描，辨識轉移性去勢抗性攝護腺癌患者中 PSMA 陽性病變，同時定位腫瘤在體內擴散的可能位置，如淋巴結或骨骼中，進而協助醫師施選出適合採取鎦 -177-PSMA 標靶放射療法的病患。

antigen）是一種會高度表現在攝護腺癌細胞上的特定抗原分子，也就是攝護腺癌專屬的獨特腫瘤標記，由於 PSMA 特異抗原對於攝護腺癌細胞具有高度結合力與專一性，因此已廣為應用於攝護腺癌的影像診斷以及治療方式，創新的「攝護腺癌細胞膜特異抗原 PSMA 放射療法」也是利用此特異抗原的特性，以同位素治療結合放射線及標靶概念。Pluvicto 是以放射性同位素「鎦 -177」綁定 PSMA，經靜脈注射至體內，鎦 -177 會自動靶向導航到攝護腺腫瘤細胞，帶著鎦 -177 的 PSMA 分子會被攝護腺癌細胞認為是「自己人」，然後被吸收到腫瘤細胞中，鎦 -177 就會慢慢釋放 β 粒子毒殺癌細胞，達到治療的效果。（圖 15）

圖 15：最新的攝護腺癌細胞膜特異抗原 PSMA 放射療法

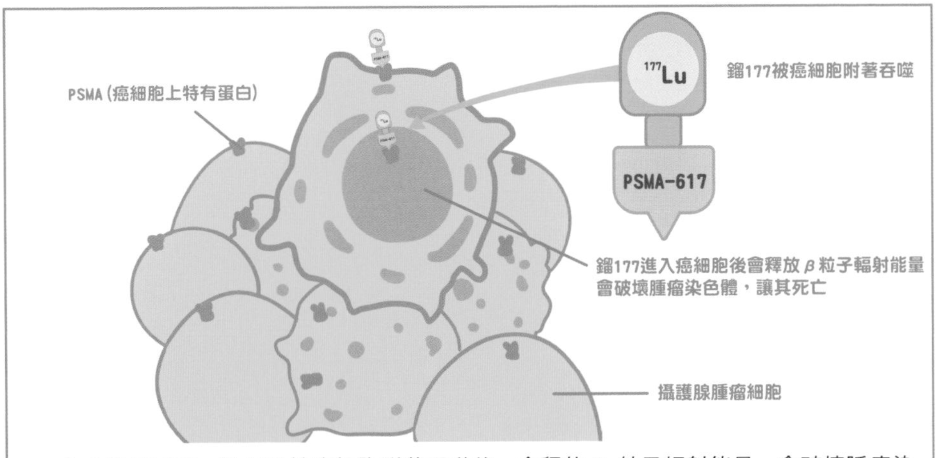

PSMA（癌細胞上特有蛋白）
177Lu
鎦177被癌細胞附著吞噬
PSMA-617
鎦177進入癌細胞後會釋放 β 粒子輻射能量
會破壞腫瘤染色體，讓其死亡
攝護腺腫瘤細胞

如木馬屠城記，鎦 177 被癌細胞附著吞噬後，會釋放 β 粒子輻射能量，會破壞腫瘤染色體，讓其死亡。

鎦-177-PSMA的治療優勢在於藥物反應率高、副作用低，目前臨床三期成果顯示可延長患者存活期。完整的鎦-177-PSMA治療需進行六次療程，每次間隔六周，該藥目前已獲得美國藥證許可使用，台灣尚未取得藥證，須採專案申請方式進行。

藥物為晚期輔助治療

荷爾蒙療法

攝護腺癌的藥物治療主要是針對晚期轉移性攝護腺癌的輔助治療，醫療團隊需評估疾病的風險與進展、對於荷爾蒙的敏感度、是否產生抗藥性、患者的體能與預後狀況、家族病史等，以採取最適合的藥物治療方式，包括荷爾蒙治療、化學治療、新一代荷爾蒙藥物、合併療法、標靶與免疫療法。

攝護腺癌的腫瘤細胞表面有雄性素（男性荷爾蒙）的接受器，多是利用雄性素來促進生長，因此雄性素在攝護腺癌的誘發、復發與轉移具有高度關係，為了抑制攝護腺癌細胞生長，臨床上會先以荷爾蒙藥物作為第一線的藥物治療，主要目的在透過藥物抑制或降低病患體內的雄性素，或阻斷雄性素與其腫瘤細胞受器結合，使患者體內的雄性素到達去勢程度，使癌細胞失去刺激因子，並停止生長，達到抑制腫瘤的目的，因此荷爾蒙治療又稱去勢療法（castration），或雄性素剝奪療法 (androgen-deprivation therapy, ADT)。

荷爾蒙藥物治療雖然無法完全治癒，但能夠暫時控制病情，平均可維持一至二年，針對轉移造成的骨疼痛或解尿不順等問題，期間也可獲得緩解。不過癌細胞終究會發展出對荷爾蒙藥物的抗藥性，使得腫瘤再度復發，而且會變得更難治療，這也是荷爾蒙治療使用於晚期攝護腺癌的原因之一，因為若是在初期只以荷爾蒙藥物治療，而非使用攝護腺與腫瘤根除手術，很有可能會使腫瘤在癌症早期便產生抗藥性，在抗癌之路上，成長為更難以對付的惡性腫瘤。

轉移性去勢抗性攝護腺癌治療發展趨勢

隨著癌細胞對於荷爾蒙藥物產生抗藥性，使得血清中雄性素濃度即使降到維持去勢程度，卻無法抑制癌細胞的持續進展，此時，攝護腺癌會演化成去勢抗性攝護腺癌 (castration resistant prostate cancer, CRPC) 或轉移性去勢抗性攝護腺癌 (metastatic resistant prostate cancer, CRPC)，抗藥性產生的時間因人而異，但癌細胞一旦產生抗藥性，還

若 BRCA 其中之一發生缺陷，細胞就會累積 DNA 損傷造成癌變，但是，此時的 BRAC 還是具有細胞修復功能，能夠重新修復並產生新的單股 DNA，使造成癌變的細胞繼續存在。所謂的 PARP 是一種 DNA 修復酶，負責啟動並協助組成 DNA、完成細胞修復，PARP 抑制劑的作用機轉則是抑制 PARP 活性，造成 BRAC 雙股 DNA 破損，使得細胞大量堆積 DNA 損傷，超過其所能修復，最後導致細胞自己凋亡，是一種合成致死效應。目前已有多項 PARP 抑制劑的新藥正在進行中，相信未來可為攝護腺癌患者帶來新的希望。

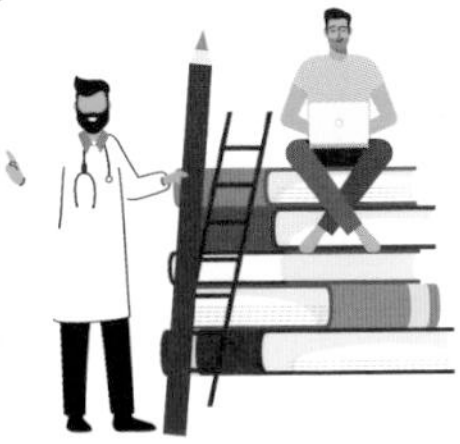

醫學小百科

除了新一代的荷爾蒙藥物，攝護腺癌也有非荷爾蒙、非毒性的標靶藥物新選擇 PARP 抑制劑（PARP inhibitors Polymerase）。攝護腺癌有相當高的家族遺傳風險，BRCA 1 或 BRAC2 基因突變會增加攝護腺癌罹患風險，具有 BRCA 基因的攝護腺腫瘤也會較具侵略性。BRCA 是一種抑癌基因，屬於同源重組修復的雙股 DNA，

PARP 抑制劑的作用機轉

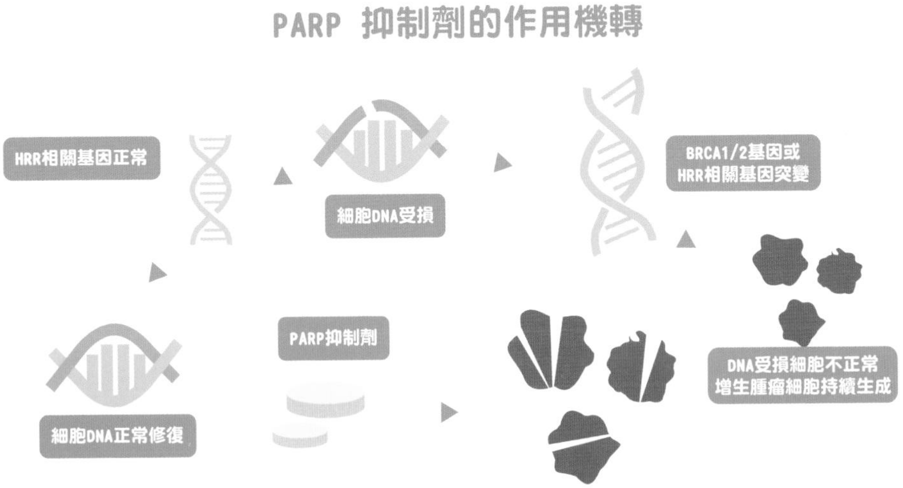

是需要持續進行荷爾蒙治療，過往只能採取化學治療加上放射線治療，但近年醫學針對轉移性去勢抗性攝護腺癌的治療領域快速發展，針對攝護腺癌不同的致病機轉已有多項新藥陸續上市，針對治療方式，臨床研究也發現提早使用與合併治療，可能會有更好的臨床效果。如提早使用化學治療歐洲紫杉醇 docetaxel 以及多項新一代荷爾蒙藥物。

除了以化學治療毒殺癌細胞，多項藥物合併治療方式已於多項國際臨床研究證實對轉移性去勢抗性攝護腺癌治療有效，包括新一代荷爾蒙治療，以雄性素受體 androgen receptor) 為目標的新型口服雄性素合成抑制劑澤珂 abiraterone，以及口服非類固醇雄性素受體拮抗劑安可坦 enzalutamide、安列康 apalutamide，與諾博戈 darolutamide 等多元藥物應用。

澤珂 abiraterone 與安可坦 enzalutamide 兩類藥物都屬內分泌治療，但治療的調控目標與路徑不同，澤珂 abiraterone 主要在抑制體內雄性素的合成；安可坦 enzalutamide 則直接抑制雄性素與受體在細胞內外的結合與活化。諾博戈 darolutamide 則是針對轉移性荷爾蒙敏感性攝護腺癌，在以新型荷爾蒙藥物＋化學治療＋雄性素剝奪療法的三合一療法中，也就是 (darolutamide+docetaxel+ADT)，相較於只有化療加上雄性素剝奪療法的合併治療 (docetaxel+ADT)，整體患者死亡風險降低百分之三十二點五，延緩癌症進展風險百分之六十四，以及有效延緩 PSA 數值惡化，且三合一療法並未增加更多的藥物不良反應以及停藥比率，顯示其療法也有極好的安全性。

藥物治療成為骨轉移救星

骨轉移容易造成嚴重的骨骼疼痛、骨質流失、甚至不良於行，嚴重的併發症讓很多患者覺得一旦發生骨轉移，就像是被宣判了死刑，但其實還是可以透過各種治療方式，來抑制腫瘤生長，並減緩疼痛。除了上述章節討論到的放射線治療，還可使用雙磷酸鹽藥物（如 zoledronic acid）來抑制蝕骨細胞，以減少骨轉移導致的蝕骨作用與骨骼病變，也可減輕疼痛。現在針對骨轉移還有新一代藥物療法「癌骨瓦」(denosumab)，是一種可透抑制蝕骨細胞作用的單株抗體，同時可保護骨質，並降低骨轉移所導致的併發症。

可以透過預防保健降低攝護腺癌風險嗎？

攝護腺癌的危險因子

攝護腺癌主要是一種「與年齡相關的疾病」，隨著年齡增長，罹患攝護腺癌的機率也會增加。種族和基因也扮演著重要的角色，此外，若是家族中父親、兄弟或多位血親有罹患攝護腺癌病史，罹患攝護腺癌的機率相對更高，由於攝護腺癌好發年齡介於六十歲至八十歲之間，若有攝護腺癌家族史的男性以及五十歲以上的男性，建議更要注

意進行早期和定期篩檢，若不幸罹患，也能盡早進行診斷和治療。（圖15）

此外，有不少民眾認為有攝護腺肥大就一定會罹患攝護腺癌？其實，男性的攝護腺疾病多與年齡有關，尤其是泌尿科最常見的攝護腺肥大疾病，可說是男性的長壽病。不只攝護腺肥大，攝護腺也可能會發生攝護腺炎，以及攝護腺癌等疾病，三者的共通點都是可能出現排尿異常，確實與早期攝護腺癌很相似。

圖 15：年齡、種族和基因是無法改變的危險因子

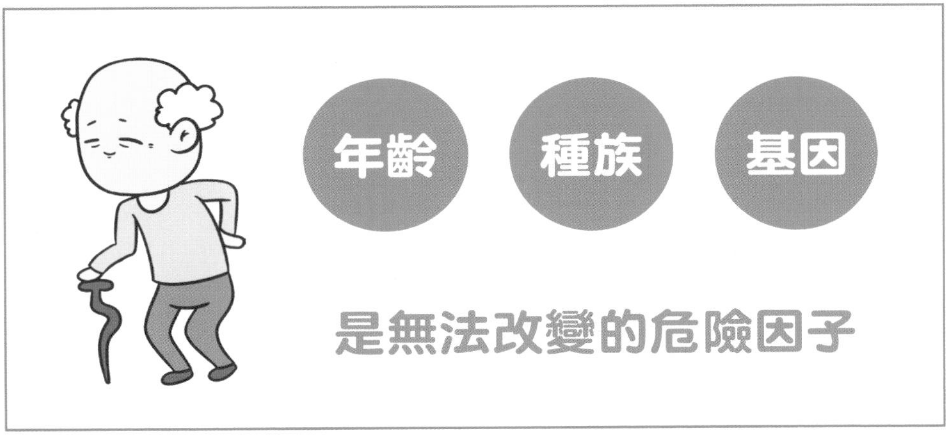

由於早期的攝護腺癌通常沒有什麼特別的症狀，與攝護腺肥大症狀相似，許多人就誤以為是單純的攝護腺肥大，但其實因老化而產生的攝護腺肥大，與攝護腺癌並無相關，但若攝護腺長期出現慢性發炎的症狀，才有可能增加罹患攝護腺還的機率，因此建議民眾切勿輕忽，應就醫檢查、確實診斷。（表8）

雖然年齡、種族和基因是無法改變的危險因子，目前也沒有單一且明確的方法可以預防攝護腺癌的發生，但仍鼓勵

表 8：攝護腺肥大與攝護腺癌

攝護腺肥大		攝護腺癌
良性	屬性	惡性
正常衰老的生理過程	成因	不明
尿急：難以忍尿 等尿：等一會兒才能小便 尿頻：小便的次數增多 夜尿：晚上醒來小便 小便流量微弱 小便時感到灼痛或刺痛	症狀	小便困難：久久不能排出尿液 小便緩慢或不暢順 小便帶血 下背、骨盆與股部疼痛
國際攝護腺症狀評分表（IPSS） 指診檢查 尿速測試 超音波檢查	檢測方法	指診檢查 超音波檢查 PSA 檢查 組織切片化驗

民眾針對可以改變的事物，如飲食、生活方式與藥物治療等，保持身體健康，降低罹患攝護腺癌的風險。

攝護腺癌無法預防，但可降低發生風險

攝護腺癌的發生是多重因素造成，雖然有一些研究發現相關發病風險，但無法因單一風險的管控，完全預防癌症的發生。目前尚未有明確的方法可以預防攝護腺癌的發生，但是選擇健康的飲食型態與生活

透過改變飲食和生活方式降低攝護腺癌罹患風險

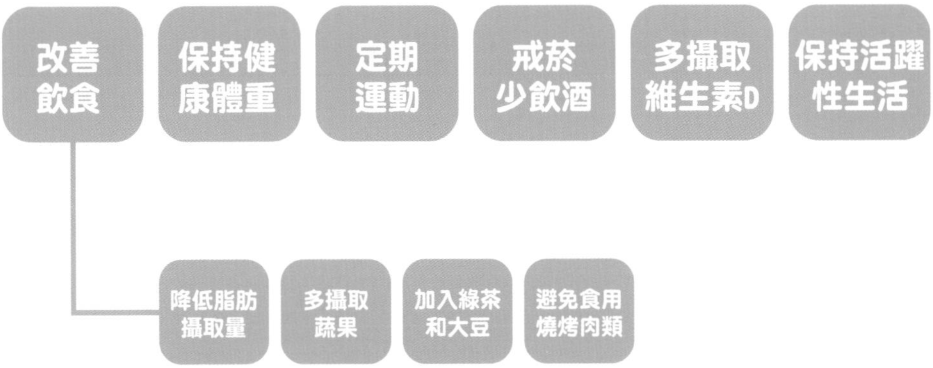
改善飲食
保持健康體重
定期運動
戒菸少飲酒
多攝取維生素D
保持活躍性生活
降低脂肪攝取量
多攝取蔬果
加入綠茶和大豆
避免食用燒烤肉類

方式可以提高身體免疫力，減少發炎與降低風險，包括：

降低脂肪的攝入量、增加水果與蔬菜（如番茄以及青花菜）的攝取、避免食用燒烤肉類、飲食中加入綠茶、大豆與堅果。

改善飲食習慣

根據飲食模式與攝護腺癌 CAPLIFE Study 的研究發現，飲食模式對攝護腺癌的腫瘤侵襲性和擴散性有關，不健康的飲食模式會導致攝護腺癌的發生率增加，像是以大量攝取速食食品、醬料、甜食、糖果和其他飽和脂肪為特點的食物。

此外，歐洲癌症與營養前瞻性研究（EPIC-Spain）的西班牙團隊提供一九九二年至一九九六年期間招募的一萬五千兩百九十六名男性的飲食和流行病學信息，研究結果顯示減少對西方型飲食的遵從對於降低攝護腺癌風險是必要的，所謂的西方飲食模式包括了高度攝取高脂肪乳製品、加工肉、精製穀物、糖果、高熱量飲料、方便食品和醬料，並低攝取低脂肪乳製品和全穀物。

改變生活方式

除了定期運動，維持健康的體能與體重，儘量不要憋尿，減少發炎風險，保持活躍的性生活也可降低罹患攝護腺癌的風險。根據CAPLIFE 研究射精頻率 (EF) 與攝護腺癌 (PCa) 間的關係，研究中四百五十六例經組織學確診的 PCa 病例和 四百二十七例四十至八十歲的對照組病例，發現低射精頻率（每月射精次數零到三次）可能與攝護腺癌的風險增加有關，也就是說擁有性生活的男性，罹患攝護腺癌或針對局部轉移性腫瘤的風險相對是較低的。

使用藥物預防

根據一項攝護腺癌預防試驗（Prostate Cancer Prevention Trial，簡稱 PCPT），該實驗主要在研究藥物「非那雄胺 Finasteride」是否可以預防五十五歲及以上男性罹患攝護腺癌。非那雄胺是一種 5 alpha 還原酶抑製劑，可以降低血液和攝護腺腺體中的二氫睪酮（DHT）水平，

DHT是一種男性激素，對於攝護腺的非癌性生長，如良性攝護腺肥大中扮演重要的角色，同時也與攝護腺癌的發展有關，服用非那雄胺的男性攝護腺腺體會縮小，因此在一九九二年，美國食品和藥物管理局（FDA）即批准使用五毫克劑量的非那雄胺作為口服藥物來治療良性攝護腺增生（BPH）。另一種5 alpha還原酶抑制劑藥物Dutasteride (Avodart適尿通)，除了可縮小攝護腺肥大以改善排尿外，在一項三期臨床試驗結果指出，也能減少攝護腺癌的發生。

攝護腺癌的發展受到男性荷爾蒙激素的影響，由於非那雄胺抑制了DHT的作用，因此該研究認為該藥物可能防止導致攝護腺癌的細胞變化，而不降低睪酮水平，PCPT研究結果也顯示非那雄胺能夠將患攝護腺癌的風險降低百分之二十五。但也可能會引起性欲降低、勃起障礙和射精量減少等已知副作用。

此外，雖然非那雄胺可抑制睪酮轉化為二氫睪酮（攝護腺中的主要雄激素），可以預防或延緩攝護腺癌的發生，研究也發現其與嚴重疾病的風險增加有關，這看似相互矛盾的主因在於，當使用非那雄作為積極預防攝護腺癌的藥物，由於藥物會降低特定癌症指數被檢驗到的機率，因此也有可能導致高期別攝護腺癌，也就是經診斷即發現為晚期攝護腺癌的機率。因此在使用上，醫生與病患必須充分的討論，並權衡可能的益處（泌尿系統問題風險的降低）與副作用和高級別攝護腺癌風險的增加，須經完整的討論與搭配定期追蹤檢查方針。

睪丸癌 陰莖癌

早期就醫治癒率高

攝護腺癌是男性生殖系統癌症中最常見的一種，根據衛生福利部國民健康署的最新統計資料，此病是國人十大癌症死因排名第五位，男性朋友需多注意，定期檢查。不過，除了攝護腺癌之外，睪丸癌與陰莖癌也屬於生殖系統癌症（圖16），雖

圖 16：男性生殖系統癌症：睪丸癌與陰莖癌

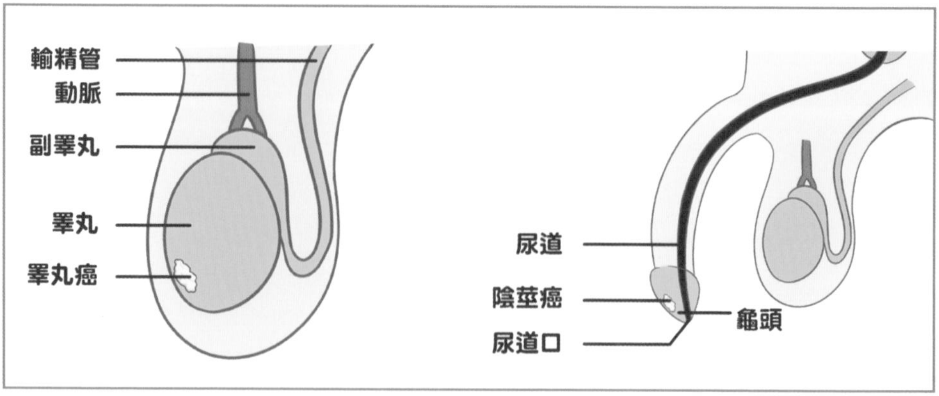

然發生率較低，但早期徵狀不明顯且拖延至末期才接受治療的話，效果有限，需更加謹慎。若能及早發現並就醫檢查，確定診斷後盡早開始進行治療，其實治癒率很高。

這類疾病在臺灣的特殊民情大多是因諱疾忌醫，導致病情延誤，因為病灶位置在私密部位，不少人一開始誤以為是「花柳病」，見不得光，結果拖太久愈來愈嚴重。

睪丸癌．定期自摸檢查保健康

睪丸是女性卵巢的同源器官，主要功能是產生精子與分泌男性荷爾蒙。在體內是成對的卵圓形腺體，寬徑約二公分、長度約四至五公分。睪丸在胚胎時期位於腹腔後上方，三十二週才降至陰囊，至出生時會在正常位置內。

隱睪症會增加罹患睪丸癌的風險

睪丸癌症與其他癌症不同之處除了患者較年輕之外，成因不是菸、酒、化學藥物、污染物等長年累積毒物所導致，與隱睪症較有關連性。隱睪症的患者會增加罹患睪丸癌的風險，睪丸位置愈高，為隱睪症的機率就愈高，罹患睪丸癌機率也隨之增加，約莫是一般人的三至十五倍。

圖 17：睪丸癌（右）摸起來表面會有硬塊和不平滑的感覺

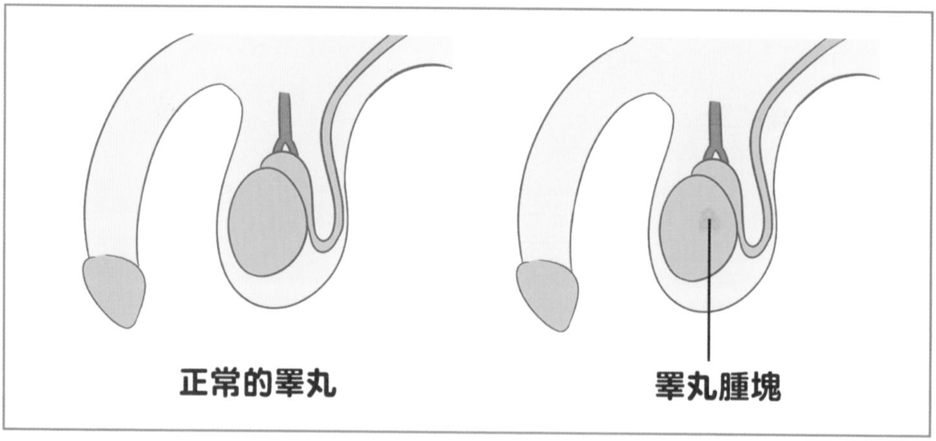

如何檢查、發現與診斷

患者就醫時有一定的檢查過程，除了醫師問診是否會疼痛以及觸診之外，例行檢查為尿液分析、陰囊超音波看有沒有回音性腫塊，再視情況安排電腦斷層掃描或是核磁共振等影像學檢查。（圖17）另外，會檢測血液中甲型胎兒蛋白(AFP)、β絨毛膜促性腺刺激素(β-hCG)、乳酸脫氫酶（LDH）的濃度三種腫瘤標記，這三項相關數值是相當重要的參考。

睪丸癌治癒率很高、發生率低，在臺灣並不多見，初次診斷病例數一年大約一百五十至兩百人，好發在十五至

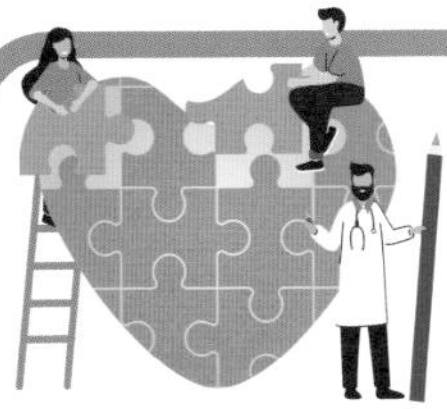

良醫診間

五十多歲王先生就醫時因睪丸癌的關係，單側已腫大至十公分，仍然沒有意識到自己可能罹患癌症，當醫師問起王先生怎麼沒發現，他卻說：「這沒什麼，很大而已，而且也沒感覺到有不舒服的感覺！」若平常自己觸摸到兩側睪丸大小不一或有硬塊時，建議即早就醫以免延誤病情。

四十五歲，以高中生、大學生等年輕世代族群較常見。過去仍為徵兵制時，多在服兵役期間見到病例，之後轉送至軍醫體系中唯一的醫學中心診治，所以早期病人大多會集中在該醫療機構接受治療。建議隱睪症患者應及早接受治療、定期追蹤，早期發現睪丸癌的可能性。

自我觸摸檢查是早期發現症狀的不二法門

睪丸是外露器官，與攝護腺、膀胱等器官在腹腔內不同，有些隱睪症患者小時候在小兒科醫師檢查下便可確認。至成人後若有腫塊，其實不會有痛感，不容易察覺，其實當用手摸起來感覺比較硬、表面不平整的時候，就要提高警覺。而且可以與對側睪丸做比較，大約九成以上的患者發生在單側，較少數的情況會雙側發生。大部分人因觸摸感覺不對勁而就醫時，仍屬於早期階段，僅有百分之十的患者腹部會有不適感。

要小心注意的是，睪丸癌的腫塊生長速度較其他癌症迅速，不舒服時千萬不要置之不理，有些中年人就醫時自述沒有感覺不舒服，認

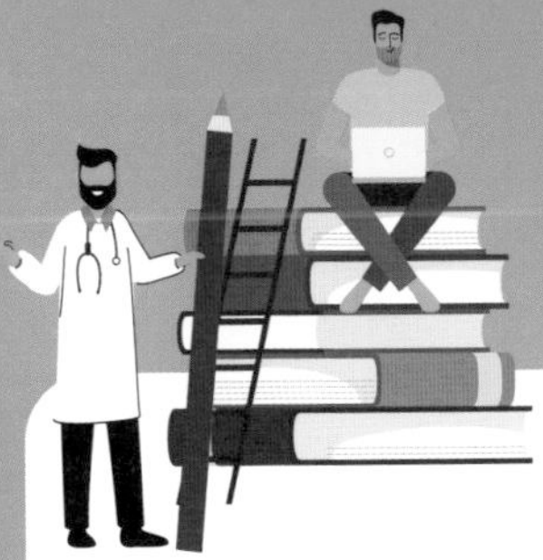

醫學小百科

睪丸自摸檢查法

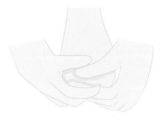

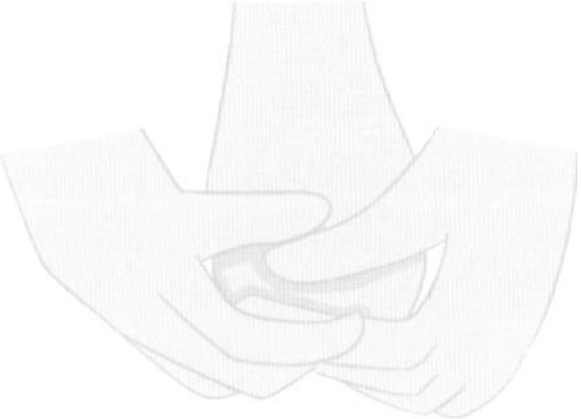

1. 將睪丸持於雙手中。
   建議最好在溫水淋浴後進行

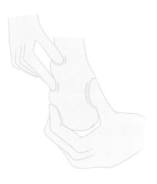

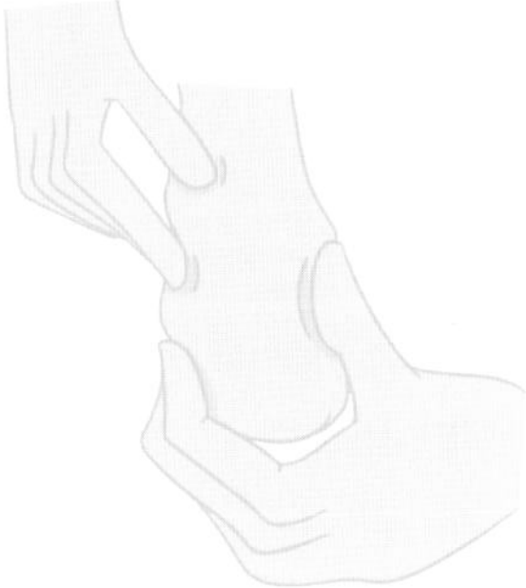

2. 用大拇指與食指以轉動的
   方式檢查表面，輕輕壓即可

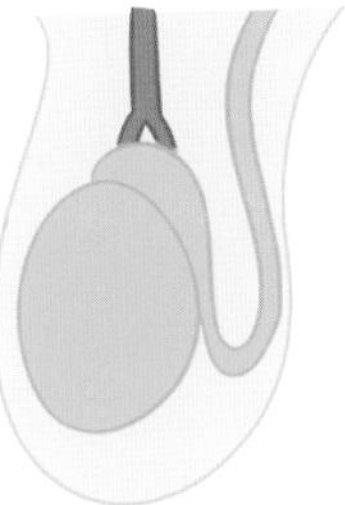

3. 熟悉連接在每個睪丸背面
   的管狀結構，包括副睪丸

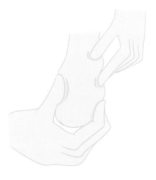

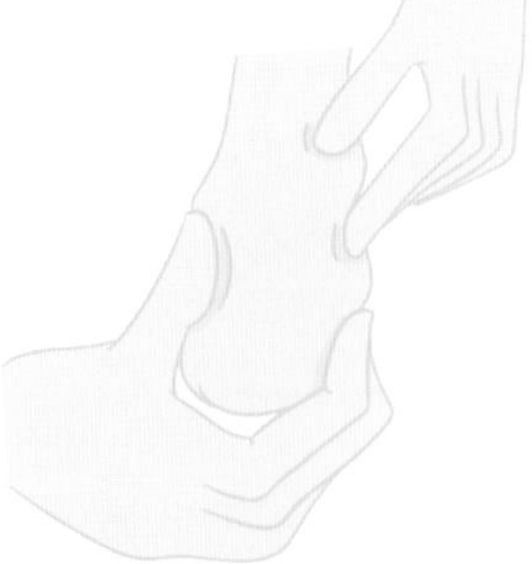

4. 感覺是否有腫塊、大小的改變
或不規則一般兩側睪丸一般會一
一側稍微大一些，這是正常的

為不是什麼了不起的大病，沒想到醫師檢查後發現腫塊已經長至七、八公分，甚至有遠處器官轉移的風險。

生殖細胞瘤為最常見的睪丸癌類型

最常見的睪丸癌類型是生殖細胞瘤（germ cell tumor，GCT），約占睪丸癌的百分之九十五，而生殖細胞瘤又可分成兩種主要類型：精原細胞瘤（約占百分之三十五）和非精原細胞瘤（nonseminomatous germ cell tumors，NSGCT）。精原細胞瘤及非精原細胞瘤的發生率大致相同，男性可能患有精原細胞瘤、非精原細胞瘤或兩者兼而有之。精原細胞瘤和非精原細胞瘤之間存在一些差異，需要由病理科醫師基於腫瘤在顯微鏡下的外觀來最專業判斷。

生殖細胞瘤又分為精原細胞瘤和非精原細胞瘤

精原細胞瘤的生長和擴散速度往往比非精原細胞瘤慢，但有些精原細胞瘤可以生長得非常快，不過大抵而言預後良好，即使發生轉移，治癒率仍有百分之九十八。生殖細胞腫瘤是一種在生殖系統中發生的腫瘤，而卵精細胞瘤（Seminoma）是其中一種常見的亞型。卵精細胞瘤通常發生在年輕成年人中，以二十到四十歲最常見，但它可以在不同年齡段的人中發現。精原細胞瘤可以分泌絨毛膜促性腺激素（HCG），但不分泌其他腫瘤標記物。如果精原細胞瘤從睪丸擴散，最常見且最好的治療方法是化療和／或放療，在某些情況下可以進行手術。

非精原細胞瘤在外觀和預後方面差異很大，有四種主要類型，可以單獨出現，但最常表現為混合型，存在不止一種類型。

一、胚胎癌（Embryonal cell carcinoma）：存在於大約百分之四十的腫瘤中，是生長最快且具有潛在侵襲性的腫瘤類型之一。胚胎癌可分泌絨毛膜促性腺激素或甲型胎兒蛋白（AFP）。

二、卵黃囊癌（Yolk sac tumor）：兒童最常見的腫瘤類型，兒童和成人的化療反應皆良好。卵黃囊瘤幾乎都會分泌 AFP。

三、絨毛膜癌（Choriocarcinoma）：非常罕見且極具侵襲性的睪丸癌，惡性度高，能分泌絨毛膜促性腺激素。

四、畸胎瘤（Teratoma）：最常表現的混合型 NSGCT。通常在局部生長，但可出現在腹膜後淋巴結中。畸胎瘤對化療和放療具有抗性，最好透過手術切除來治療。

多為良性且預後良好的間質瘤

較少數的間質瘤約占睪丸癌的不到百分之五，腫瘤從睪丸中生殖細胞周圍的支持組織發展而來，很少見，不過透過手術切除，預後良好。有兩種類型的間質瘤：

一、Leydig 細胞瘤：Leydig 細胞產生雄性激素睪固酮，通常透過手術治癒。

二、支持細胞瘤：支持細胞支持和滋養發育中的精子，通常是良性腫瘤。

睪丸癌即使晚期，仍有很高的治癒率

睪丸癌與其他癌症不同，不需要進行切片診斷，因切片穿刺反而容易擴散，但睪丸癌若一摸到有腫塊，其進展快速且再發機率高，若早期發現，通常醫師會建議選擇盡快以手術切除，只拿掉一顆睪丸不會影響生育，影響不大。

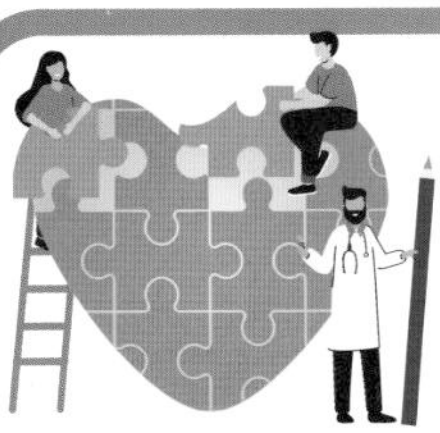

良醫診間

家中務農的二十多歲的張先生因為呼吸衰竭送醫，經多重檢查，發現是因為肺部有睪丸癌轉移的癌細胞，才知道源頭是罹患了睪丸癌。張先生發現病情時雖然較晚，醫師仍然勸說積極接受治療。於是張先生在以呼吸管維持正常供氧的情況下接受治療，期間手術治療、加上接受化療六次，後來成功治癒，開心出院返家繼續農事工作，每年送上自家栽種的水果，感謝醫護團隊鼓勵他不要輕易放棄。

手術方式是從腹股溝進入，將患側的睪丸、精索一起取出，是標準的手術方式。術後兩年內建議每三個月進行追蹤，之後每半年檢查對側、進行抽血檢查。

針對癌細胞已轉移的患者，術後則需搭配化療，反應快速、有效，治癒效果很好，即使是末期，仍有很高的治癒率，但須評估未來的生育問題，在進行之前需與病人討論是否有冷凍精子的需求。

病人共享決策要點

睪丸癌多半病程進展速度快，因此建議盡快進入治療方式的討論階段，在一開始便需要建立醫病雙方的信任感。在睪丸癌的診斷治療過程，是否要做切片是通常會討論的問題，睪丸癌與其他癌症不同，不需要進行切片診斷，因切片穿刺反而容易擴散，若患者及家屬堅持希望先做切片，需告知癌細胞擴散的風險。醫療團隊也可以告知患者及家屬向其他醫師尋求第二意見，治療前多做討論可以降低醫療糾紛。

生育功能為睪丸癌患者的重要評估

睪丸癌因為罹患癌症的年齡層，以及是否有轉移等多元因素，會有不同的建議治療方針，若是年輕患者，首要考慮的是未來的生育功能。由於化療會影響生育功能，為了希望病患未來仍能擁有美滿幸福家庭，醫師通常都會建議病患在進行化療前，先做精子冷凍。門診曾經有一位二十多歲的年輕患者，治療當時

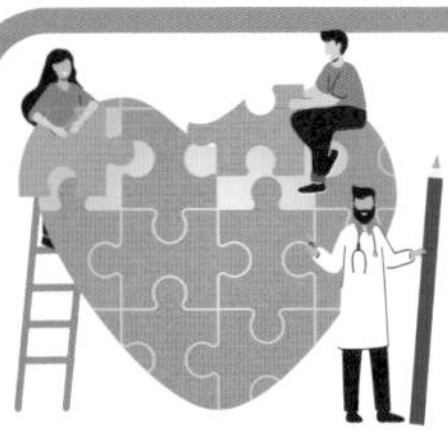

良醫診間

一位剛上大學的新鮮人發現左側有睪丸癌，因為隱睪症的關係，在右腹股溝可以摸到較小的睪丸，就醫後，經過一連串的檢查發現，罹患睪丸癌的機率相當高。因為病人是剛上大學學生，因此醫療團隊邀請患者父母親到診間一同討論治療方式，考量兩側睪丸體積原本就較小，拿掉罹癌的那一側器官之後，因精子存量原本就不足，因此沒有做冷凍精子的準備，所以另一側也拿掉，未來雖無法傳宗接代，但只需定期補充男性荷爾蒙，仍可維持基本生理作用。幸好家長很開明，認為身體健康重於一切，最終沒有讓孩子帶著心理陰影，仍舊快樂就學、展開人生新頁。

因為正處於失戀的情緒中，對於感情感到絕望，雖然醫師勸他考慮精子冷凍儲存，但病患斷然拒絕，雖然治療後的復原狀況良好，也未再復發，但後來該患者結婚有了家庭，此時方才後悔當時未做精子冷凍。

由於睪丸癌的患者，原本精子數與活動力原本極可能受疾病影響而降低，在經過化療後，常會造成不孕，因此若還不確定未來的生育計畫，建議還是應慎重考慮是否進行精子儲存！

一般門診中，每年大約有五、六個年紀較輕的患者，因為罹病年齡較輕，後續仍有生活中諸多因素需要考量，加上病情可能影響生育功能，所以建議應及早讓家人瞭解對生育的影響，或者單側患病幾乎不會影響生育功能的情況下，仍需要清楚解說，不要讓病家過度憂慮而延誤病情醫治。也不要讓患者認為自己沒有痊癒的機會，對生命失去熱忱。醫學日新月異，也持續有新的治療方法，不要過早放棄，建議醫療團隊與家屬一開始就要和病人一起積極面對，才能討論出最適合病患的治療方式。

陰莖癌・早期就醫治癒率高

陰莖癌是一種罕見的癌症，主要影響陰莖皮膚與包皮，分類上屬於鱗狀細胞癌，大多數的病灶始於包皮，尤其是未接受包皮環切術的男性或龜頭，這些腫瘤往往生長緩慢，如果在早期就發現病徵並就醫，通常可以治癒。有些男性的陰莖癌會與菜花（尖形濕疣）合併發生，對心理上會有很大的衝擊，病患往往拖延不願意就醫，或者即使到了診間也多半會尷尬、內疚、恐懼和否認。

圖 18：陰莖構造圖解

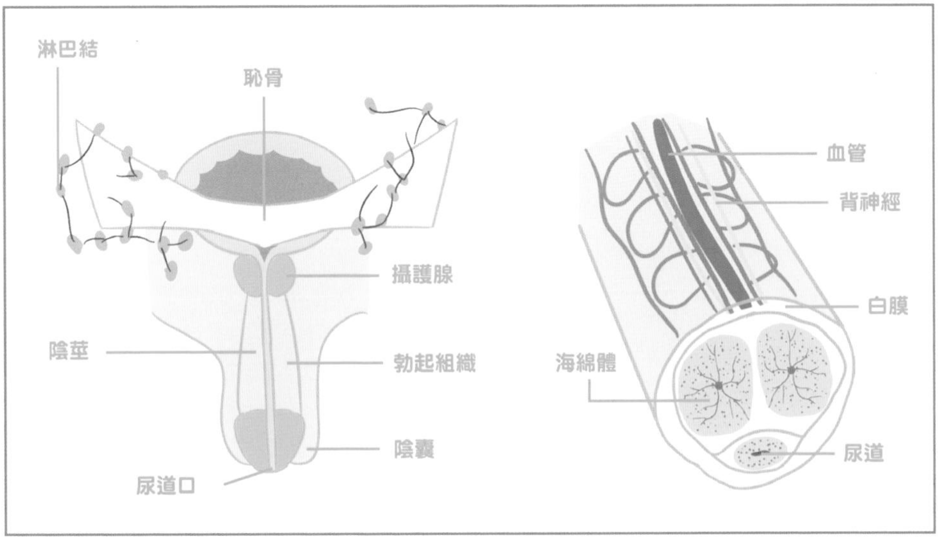

在門診中偶爾會看到病人在就醫前，自行拿藥膏或乳膏塗抹患部，耽誤了及早就醫可治療的黃金時間。

根據衛生福利部國民健康署的最新報告，陰莖及其他男性生殖器官惡性腫瘤發生個案數占全部惡性腫瘤發生個案數的百分之零點零八，二〇二〇年初次診斷為陰莖及其他男性生殖器官惡性腫瘤共一百零三人，占男性生殖器官個案數的百分之一點三五；當年死因為陰莖及其他男性生殖器官惡性腫瘤共三十三人。這樣的情況在美國也相差不遠，在美國男性癌症中所占比例不到百分之一，每年約有兩千三百例新發病例及四百例死亡。研究發現，未接受割禮的國家/地區較常見到這些病例。

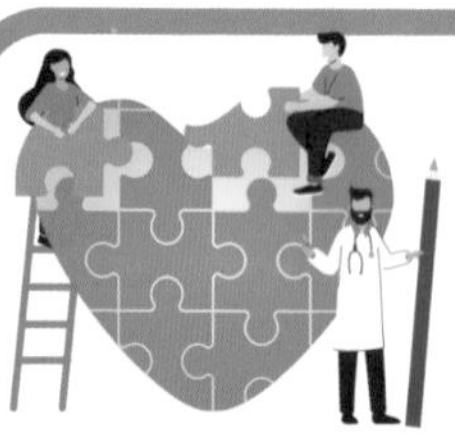

良醫診間

五十多歲從恆春到高雄就醫的林先生，為臨時工，收入不穩定且體力不如年輕小夥子，就醫時林先生自己心裡有數可能不是一般性病，整個外生殖器紅腫流淌惡臭分泌物，心裡有數可能不是一般性病。經過醫師檢查後，確認為晚期陰莖癌。因為經常抽菸、吃檳榔，與醫師溝通之後，願意積極配合治療，在醫護人員的陪伴與努力下疾病得以控制下來。

高風險因子與有效預防策略

大約有半數的陰莖癌是由人類乳突病毒（HPV）所引起，透過性行為、親密接觸等方式感染病毒，因此加強患者衛生教育以及預防策略，例如使用保險套、足夠的衛生防護措施、戒菸及避免反覆性發炎狀態，都能夠降低陰莖癌發生的風險。人類乳突病毒有很多型，對發病機制有愈來愈多的研究，也因此促進了疫苗的開發。儘管HPV疫苗接種已在女性HPV引起的相關癌症方面取得進展，但在男性族群中的結果仍有待闡明。透過針對青少年與年輕人的疫苗接種計畫，未來幾年癌前病變和隨後進展為陰莖癌的發生率，應該會明顯下降，但都需要更長時間的前瞻性研究追蹤，才能充分評估在男性中廣泛採用疫苗的益處。

一項關於男性患者接種人類乳突病毒疫苗的功效、有效性和安全性的系統評價所得出的結論指出，疫苗有效性在已經感染相應HPV類型的個體中較低，但在由HPV陰性男性組成的研究組中較高，支持對男孩進行早期疫苗接種的建議，以期在性活動開始前，獲得疫苗誘導的保護。疫苗接種時間表包括單劑、一至二個月後注射第二劑以及六個月後注射最後一劑。疾病管制署免疫實踐諮詢委員會針對目前男性疫苗接種的建議如下：十一或十二歲男性可常規接種四價或九價疫苗，十三至二十一歲之間的男性接種疫苗如未完成三劑週期，也可接種四價或九價疫苗。二十二至二十六歲之間的男性也可以接種疫苗，特別是有與同性發生性行為的男性和免疫功能低下的男性。（表9）

如何檢查、發現與診斷

陰莖癌最常見的症狀包括四週內未癒合的腫塊或潰瘍、皮疹、陰莖或包皮下出血、有臭味的分泌物、陰莖或包皮皮膚增厚，難以拉回

表 9：乳突病毒疫苗方案

年齡	施打方案	施打時間
9-14 歲	2 劑	0, 6~12 個月 *
	3 劑	0, 2, 6 個月
15-45 歲	3 劑	0, 2, 6 個月

包皮、陰莖或包皮皮膚顏色的變化。其他症狀也可能出現，例如腹股溝有腫塊、疲倦、胃痛、體重減輕。若外生殖器有重複發炎的現象，要特別小心，因有癌化的可能性。

剛開始出現陰莖外部病灶時，若當作性病治療卻未見起色，那麼就需做切片看看組織有無變化，切片檢查有助於正確診斷，是早期陰莖癌與一般性病做鑑別診斷的方式之一。但如果期別較高的陰莖癌，進行切除外生殖器包括尿道的治療時，便可確認。此外，斷層掃描及核磁共振有必要時也可作為檢查利器。不過術後男性上廁所改為蹲式，對部分患者來說需要心理調適時間。

陰莖癌分類：以鱗狀細胞癌及Paget氏病最多

依據組織形態分布以鱗狀細胞癌及 Paget 氏病最多，臺灣資料中這兩類分別占陰莖及其他男性生殖器官惡性腫瘤的百分之三十八點八三，囊括近八成病例。在美國的研究中發現，一九九八年至二〇一二年間各個階段的鱗狀陰莖癌病例均有所增加，其中晚期病例的比

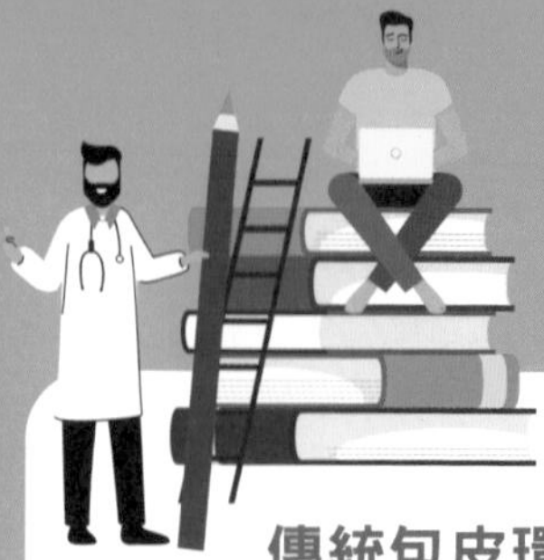

醫學小百科

傳統包皮環切術 VS 包皮槍一步到位包皮環切手術

包皮切除是否可以減少陰莖癌嗎？根據研究指出，包皮環切術可能有助於預防陰莖癌的發展，主要是因為：

- 降低人乳頭瘤病毒 (HPV) 和 HIV 的傳播率
- 降低慢性炎症的風險，例如龜頭炎和包莖改善衛生狀況
- 解決包莖的問題，即包皮無法縮回造成包皮垢積聚

目前割包皮的手術技術精進，使用包皮槍簡單迅速完成，不過，臺灣人罹患陰莖癌的風險很低，沒有數據顯示所有人都應該要接受包皮環切術，建議也可以通過以下方式降低患陰莖癌的風險：

- 接種 HPV 疫苗以防止感染
- 在性活動中使用保險套
- 避免吸煙
- 定期清潔陰莖和包皮下方

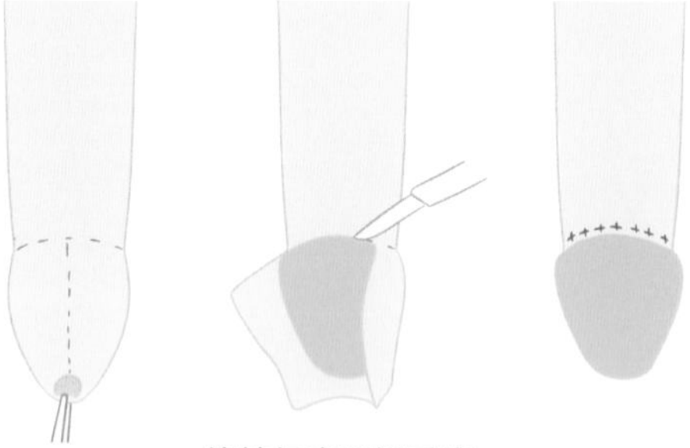

傳統包皮環切手術

包皮槍一步到位包皮環切手術示意圖

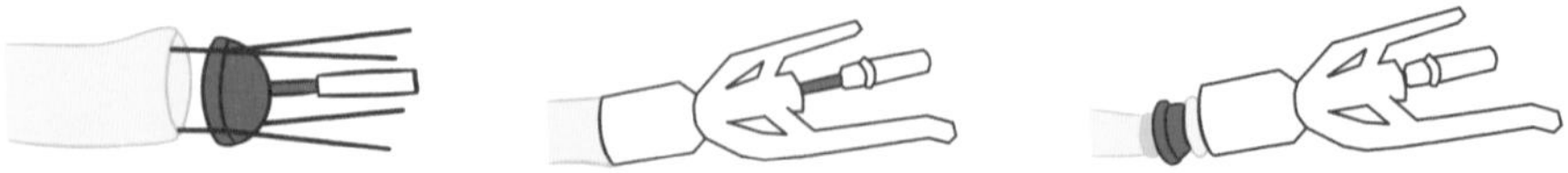

步驟一：量測自然狀態下龜頭大小後，選擇適合型號，並施以局部麻醉。

步驟二：使用手術鉗將包皮口拉開，放入一體成型金鐘罩，並以扎帶固定，待確定中心桿與本體確實鎖緊後，即可按壓擊發。

步驟三：按壓 5~10 秒後，退出器械，檢查寬釘與膠圈是否密合，若有稍微出血，可視狀況補針。

例隨著時間的推移而增加，這可能與年齡老化有關，發病率隨著年齡的增長而增加，診斷的平均年齡約為六十歲，但是在門診中較難看到病例，一年可能僅個位數患者就醫。

手術治療為陰莖癌治療主流

陰莖癌的治療目前仍以手術為主，切除病灶，視個別情況給予藥物塗抹或是雷射燒灼。此外，考慮長期是否有轉移的可能性，仍需定期追蹤。較新的治療方法則為動脈化療灌注，透過導管從動脈直接灌注治療藥物到達腫瘤所在位置，對局部控制癌細胞效果好，且可保留外生殖器。

因為癌細胞有可能透過血液、淋巴向身體其他地方擴散，確定診斷時，若愈是晚期，治療上就愈棘手。例如轉移到肺部，那麼肺部的癌細胞實際上是陰莖癌細胞，需要接受的治療就比較複雜。且陰莖癌

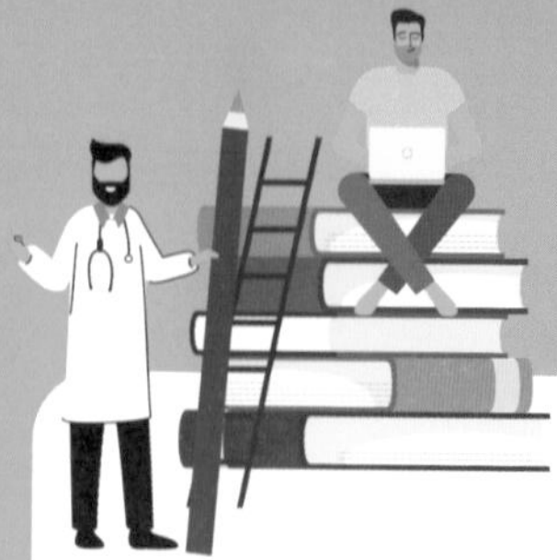

醫學小百科

莫氏（Mohs）手術是去除皮膚上可見病變的外科手術，與傳統廣泛切除手術相比，有兩個優點，一是可以達到較高的治癒率並減少癌症復發的機率，二是可以切除較少的組織降低最外觀或功能上的影響。手術主要是一層層去除薄薄的癌組織，去除每一層薄組織並在顯微鏡下觀察以檢查癌細胞。一次一層地去除更多層，直到在顯微鏡下觀察組織顯示沒有殘留的癌症。

莫氏手術

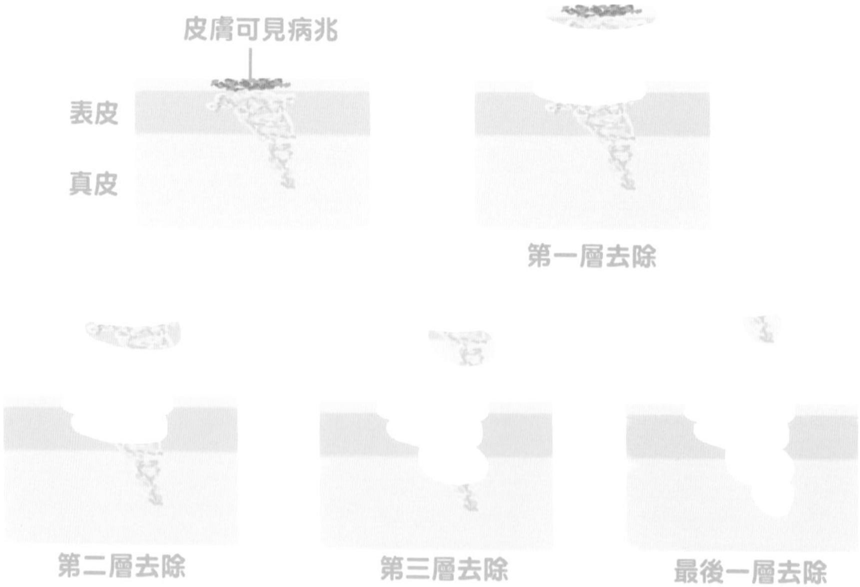

有可能在經過治療後復發，一定要定期追蹤。

除了陰莖切除術之外，另有雷射、冷凍、包皮環切術、廣泛局部切除等方法，搭配化療、放射線治療或近年新興的免疫療法。目前局部免疫調節劑 imiquimod 在國外研究中可作為零期陰莖癌的治療選項之一，而零期、一期的陰莖癌通常也會採取莫氏手術來去除病變組織，只要確定消除皮膚病灶，就能獲得很好的控制或治癒。

病人共享決策要點

陰莖癌的門診患者大概可分成兩類族群，遺憾的是以社經地位作為區分。較高社經地位的病人，在早期一開始出現初期病徵時便會就醫，經由抽血或基本治療便可確認病程，痊癒機會較高；但是低社經地位患者，大多諱疾忌醫，也可能不會至醫院就診，而自行購買乳膏、藥物塗抹，或是道聽塗說找來路不明的藥物使用，或者到小醫院或診所求治，造成病情延誤，會愈拖愈嚴重。

雖然兩種患者族群的溝通方式各有不同的考量，但外生殖器官的疾病，都建議要勸病人積極面對、接受治療，才有機會保留、而不至於整個器官切除，提高治癒率、延長存活率。

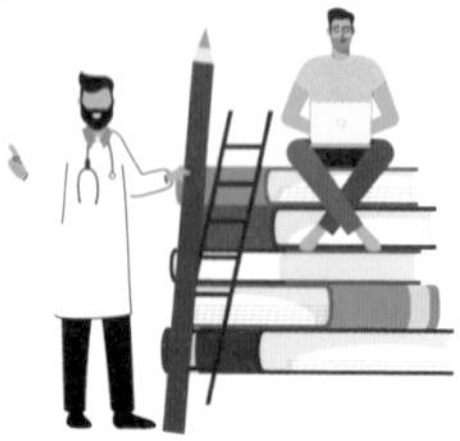

醫學小百科

菜花病灶處較軟，分布在表淺位置，不會深入陰莖包膜內，但是陰莖癌則稍微硬一些，癌細胞可能會進入，愈深入、癌症期別愈高，所以愈早就醫檢查、獲得正確診斷，改變生活習慣，治癒存活機率愈高。

參考資料：

1. 衛生福利部民國 110 年死因統計結果分析（https://www.mohw.gov.tw/cp-16-70314-1.html#:~:text=%E4%BE%9D%E6%AD%BB%E4%BA%A1%E7%8E%87%E6%8E%92%E5%BA%8F%EF%BC%8C110,%E6%85%A2%E6%80%A7%E8%82%9D%E7%97%85%E5%8F%8A%E8%82%9D%E7%A1%AC%E5%8C%96%E3%80%82）
2. 台灣攝護腺癌的臨床負擔、流病現況及診治進展。（http://www.fma.org.tw/2020/E-4-1.html）
3. https://www.cancer.org/cancer/prostate-cancer.html
4. Denmeade, S. R., & Isaacs, J. T. (2002). A history of prostate cancer treatment. Nature reviews. Cancer, 2(5), 389–396. https://doi.org/10.1038/nrc801
5. https://www.prostateconditions.org/about-prostate-conditions/prostate-cancer/newly-diagnosed/gleason-score
6. https://www.pcf.org/about-prostate-cancer/diagnosis-staging-prostate-cancer/gleason-score-isup-grade/

   https://www.ilovetacp.org.tw/Album-1.aspx?uid=143&id=62

7. Jamaspishvili, T., Berman, D. M., Ross, A. E., Scher, H. I., De Marzo, A. M., Squire, J. A., & Lotan, T. L. (2018). Clinical implications of PTEN loss in prostate cancer. Nature reviews. Urology, 15(4), 222–234. https://doi.org/10.1038/nrurol.2018.9
8. https://www.cancer.gov/types/prostate/hp/prostate-genetics-pdq
9. https://fansforthecure.org/medical-news-and-blog/trifecta-prostate-cancer-survivorship/#:~:text=The%20Trifecta%20of%20prostate%20cancer%20survivorship%20consists%20of%3A%20%231%20Living,and%20%233%20Resuming%20Sexual%20Activity.

10. https://prostatecanceruk.org/prostate-information/treatments/hifu
11. Shoji S. (2019). Magnetic resonance imaging-transrectal ultrasound fusion image-guided prostate biopsy: Current status of the cancer detection and the prospects of tailor-made medicine of the prostate cancer. Investigative and clinical urology, 60(1), 4–13. https://doi.org/10.4111/icu.2019.60.1.4
12. https://www.roboticoncology.com/history-of-robotic-surgery/#:~:text=In%202000%2C%20the%20da%20Vinci,instruments%20and%20camera%2Fscopic%20utensils.
13. Shah, J., Vyas, A., & Vyas, D. (2014). The History of Robotics in Surgical Specialties. American journal of robotic surgery, 1(1), 12–20. https://doi.org/10.1166/ajrs.2014.1006
14. https://www.nhri.edu.tw/News/more?id=d96ab5218e8c4853b6027d4d90cacf2c
15. http://web.tccf.org.tw/lib/addon.php?act=post&id=4882
16. de Bono, J., Mateo, J., Fizazi, K., Saad, F., Shore, N., Sandhu, S., Chi, K. N., Sartor, O., Agarwal, N., Olmos, D., Thiery-Vuillemin, A., Twardowski, P., Mehra, N., Goessl, C., Kang, J., Burgents, J., Wu, W., Kohlmann, A., Adelman, C. A., & Hussain, M. (2020). Olaparib for Metastatic Castration-Resistant Prostate Cancer. The New England journal of medicine, 382(22), 2091–2102. https://doi.org/10.1056/NEJMoa1911440
17. Castellano, D., Sepulveda, J. M., García-Escobar, I., Rodriguez-Antolín, A., Sundlöv, A., & Cortes-Funes, H. (2011). The role of RANK-ligand inhibition in cancer: the story of denosumab. The oncologist, 16(2), 136–145. https://doi.org/10.1634/theoncologist.2010-0154
18. FDA 核准鎦 -177-PSMA-617 應用在前列腺特異性抗原陽性經化學去勢治療抗性且已發生轉移之前列腺癌病患。https://www.iner.gov.tw/eip/msn.aspx?datatype=bmV3cw==&id=MjEzNg
19. Types of Testicular Cancer. <https://www.hopkinsmedicine.org/health/conditions-

and-diseases/testicular-cancer/types-of-testicular-cancer#:~:text=The%20most%20common%20type%20of,or%20a%20combination%20of%20both.>

20. Penile Cancer. <https://www.ncbi.nlm.nih.gov/books/NBK499930/>
21. Kidd, L. C., Chaing, S., Chipollini, J., Giuliano, A. R., Spiess, P. E., & Sharma, P. (2017). Relationship between human papillomavirus and penile cancer-implications for prevention and treatment. Translational andrology and urology, 6(5), 791–802. https://doi.org/10.21037/tau.2017.06.27
22. https://www.ncbi.nlm.nih.gov/pmc/articles/PMC7273896/
23. https://www.cancerresearchuk.org/about-cancer/prostate-cancer/stages/tnm-staging
24. John Murtagh, Jill Rosenblatt, Justin Coleman, Clare Murtagh: John Murtagh’s General Practice
25. https://www.cancer.gov/types/penile/patient/penile-treatment-pdq

NOTE

逆癌

泌尿腫瘤最新指南

作者馮思中、余家政、林嘉祥 **採訪編輯**楊琇雯、容雨君 **內文插畫**廖玟傑 **封面攝影**黑焦耳攝影工作室 **美術設計暨封面設計**RabbitsDesign **特約主編**容雨君 **行銷企劃經理**呂妙君 **行銷專員**許立心

總編輯林開富 **社長**李淑霞 **PCH生活旅遊事業總經理**李淑霞 **發行人**何飛鵬 **出版公司**墨刻出版股份有限公司 **地址**台北市民生東路2段141號9樓 **電話** 886-2-25007008 **傳真**886-2-25007796 **EMAIL** mook_service@cph.com.tw **網址** www.mook.com.tw **發行公司**英屬蓋曼群島商家庭傳媒股份有限公司城邦分公司 **城邦讀書花園** www.cite.com.tw **劃撥**19863813 **戶名**書蟲股份有限公司 **香港發行所**城邦（香港）出版集團有限公司 **地址**香港九龍九龍城土瓜灣道86號順聯工業大廈6樓A室 **電話**852-2508-6231 **傳真**852-2578-9337 **經銷商**聯合股份有限公司（電話：886-2-29178022）金世盟實業股份有限公司 **製版印刷** 漾格科技股份有限公司 **城邦書號**KG4028 **ISBN**9789862899359 · 9789862899366(EPUB) **定價**499元 **出版日期**2023年11月初版 2023年12月二刷 2024年1月三刷 2024年1月四刷

國家圖書館出版品預行編目(CIP)資料

逆癌：泌尿腫瘤最新指南/馮思中, 余家政, 林嘉祥著. -- 初版. -- 臺北市：墨刻出版股份有限公司出版：英屬蓋曼群島商家庭傳媒股份有限公司

ISBN 978-986-289-935-9(平裝)
1.CST: 泌尿生殖系統疾病 2.CST: 癌症

415.8 112016417

Mnews 醫藥新聞週刊